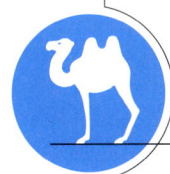

ビジュアルレクチャー
理学療法基礎治療学 I
運動療法

中山 孝 編著

医歯薬出版株式会社

<編　著>

中山　孝　東京工科大学医療保健学部理学療法学科
なかやま　たかし

This book was originally published in Japanese
under the title of：

Bijyuaru Rekucha-Rigakuryouhou Kiso Chiryougaku Ⅰ　Undou Ryouhou
(Visual Lecture-Foundational Therapeutics of Physical Therapy-Therapeutic Exercise)

Editor：
Nakayama, Takashi
　Professor, Department of Physical Therapy,
　School of Health Sciences,
　Tokyo University of Technology

©2012 1st ed.
ISHIYAKU PUBLISHERS, INC.
　7-10, Honkomagome 1 chome, Bunkyo-ku,
　Tokyo 113-8612, Japan

序

　『ビジュアルレクチャー理学療法基礎治療学』は，当初「運動療法」，「物理療法」および「補装具療法」の3領域を1冊にまとめて刊行する予定でした．しかし，執筆するにつれ，時流に則しながらも文字どおり教育カリキュラムの"コア"となる必須項目を網羅する必要性からしだいにボリュームが増え，それぞれ独立した教科書とするほうが筆者からのメッセージを伝えやすく，また読者にもメリットがあるという結論に至り，分冊することにいたしました．このような主旨をご理解いただき，皆様で活用方法を工夫されることを望んでいます．

　「理学療法基礎治療学」は，"理学療法"と"基礎"と"治療学"という言葉から成り立っています．治療手段として理学療法を捉えた時，われわれ理学療法士がもてる知識や技術を駆使して提供できるものは運動療法，物理療法，補装具（義肢・装具等）の適用・指導，およびADL指導・生活環境の整備とみなすことができます．「理学療法基礎治療学」は専門領域を除いた理学療法治療学の基礎をなすものとして，ADL指導を運動療法に含めた前3者を盛り込んだ構成となっています．いい換えると，疾患を問わず共通に行われる治療手段として「運動療法」，「物理療法」および「補装具療法」を位置づけたということです．この区分けには異論もあるかと思いますが，運動を用いた治療医学，物理医学（physical medicine：身体医学とも訳せる），補装具を用いた治療医学が古くから実践され，発展しながら今日に至っていることを鑑みると，的を射ていると思います．

　理学療法基礎治療学で取り上げた3つの領域は，それぞれが専門分化し，次々に新しい知識・技術が紹介され，発展を遂げています．執筆者も古来より継承されたものに加え，可能なかぎり最新のソースをわかりやすく解説することを心がけました．これからの学習は，単に「覚える，記憶する」ことではなく，「考える」ことを基軸にすべきというコンセプトを意識し，巻末には症例での演習課題を設け，臨床症例を通した論理的思考のトレーニングができるように配慮しました．学習者に少しでも役立つことを心から願っています．

　本書の執筆依頼を受けた時，「理学療法基礎治療学」の扱う範囲が広大にして深いため，到底一人の能力で成し遂げられる業でないことは自明でした．多大なご理解とご協力のもとに快く執筆いただきました菅原　仁先生（『物理療法』），土屋辰夫先生，森井和枝先生，砂川茂旦先生，澤田あい先生（以上『補装具療法』）ならびに撮影にご協力いただいた多くの方々に深く感謝の意を表します．

2012年6月

『ビジュアルレクチャー　理学療法基礎治療学（運動療法・物理療法・補装具療法）』

編集統括　中山　孝

ビジュアルレクチャー
理学療法基礎治療学Ⅰ　運動療法

1章　理学療法基礎治療学とは

Ⅰ. 総論
1. 理学療法基礎治療学で学ぶ領域 ……… 2
2. 治療法の選択と理学療法プラン（組み立て） ……… 3
3. 機能異常に対する捉え方と対応方法 ……… 4

Ⅱ. 運動療法の意義と目的
1. 運動療法の意義 ……… 5
2. 運動療法の目的 ……… 5
3. 治療法はどのように選択するの？ ……… 6
4. 運動療法を実践する手順 ……… 6
5. 運動療法と障害レベル，ADL および QOL との関係 ……… 7

2章　運動学習

Ⅰ. 運動学習とは？
1. 運動学習の定義は？ ……… 10
2. 運動制御と運動学習との関係は？ ……… 10
3. 運動の多様性を決めるものは何か？ ……… 10
4. シュミットのスキーマ（Schema：図式）理論 ……… 12
5. 運動の技能獲得の方法は？ ……… 13
6. 学習曲線とは？ ……… 14
7. 運動学習と動機づけ ―患者自身が学習の主体である！― ……… 14
8. 学習の3段階説 ……… 14

Ⅱ. 具体的な運動学習方法
1. 学習の転移がなければ意味がない？ ……… 15
2. スキーマ理論を用いた方法 ……… 15
3. アフォーダンスから考える ―環境が行動の可能性を提供する― ……… 15
4. 運動学習の段階と練習法 ……… 16

3章　関節可動域運動

Ⅰ. 関節可動域制限と関節可動域運動
1. なぜ関節可動域運動が必要なの？ ……… 20
2. なぜ関節可動域制限が生じるの？ ……… 20

Ⅱ. 運動の評価
1. 自動運動時の評価と着眼点は？ ……… 22
2. 他動運動検査で何がわかる？ ……… 22
3. 関節を最終域まで動かした時に伝わる抵抗感とは？ ……… 23

Ⅲ. 関節可動域制限因子と評価・治療方法
1. 皮膚の伸張性の低下，他の結合組織や筋との癒着 ……… 24
2. 動筋の筋力低下，拮抗筋の緊張・短縮 ……… 24
3. 靱帯や関節包の短縮または癒着 ……… 25
4. 関節内の損傷（半月板，関節内遊離体）による制限 ……… 25
5. 骨性の制限（骨の形状や関節凹凸面の適合不良） ……… 25

6	軟部組織の伸展性不良	27
7	痛み（熱感，腫脹，浮腫などの炎症症状）による制限	27

IV. いろいろなストレッチングの方法

1	スタティック・ストレッチング	28
2	バリスティック・ストレッチング	28
3	筋収縮を利用したストレッチング	28

V. 自動的な関節可動域運動

1	足関節背屈	30
2	膝伸展	30
3	頸椎伸展	30
4	頸の伸展・側屈・回旋	30
5	手関節背屈	31

VI. 他動的な関節可動域運動

1	上位頸椎側屈・回旋（臥位）	32
2	肩関節屈曲	32
3	肩甲上腕関節の外転	32
4	肩甲上腕関節外転・外旋	33
5	肩屈曲位での外旋	33
6	肩関節後方滑り	33
7	肩関節離開	33
8	肘関節伸展	34
9	肘関節前腕長軸方向の滑り	34
10	手関節背屈	35
11	手関節橈側滑り	35
12	母指中手基節関節屈曲	36
13	股関節屈曲	36
14	股関節内旋	36
15	股関節外転	36
16	股関節後方滑り	37
17	膝関節屈曲	37
18	膝関節屈曲（外側滑りの副運動を伴う）	37
19	膝関節伸展	38
20	膝関節伸展（外側滑りの副運動を伴う）	38
21	下脛腓関節背側後上方滑り	38
22	距腿関節距骨前方滑り	39
23	距腿関節距骨後方滑り	39
24	足関節背屈	39
25	足関節内反	39

VII. 装置を用いる関節可動域運動

1	持続的他動運動（CPM）装置を用いる方法	40
2	滑車（プーリー）を用いる方法	40
3	起立台を用いる方法	41

4章 筋力増強運動

I. 筋力低下の評価方法

1	筋力低下の原因は？	44
2	いろいろある最大筋力	45
3	1回反復最大負荷（1RM）の特徴は？	46
4	具体的な評価方法は？	46

II. 筋力低下に対する運動療法の基礎理論

1	筋力トレーニングの原則とは？	47
2	複合トレーニングの重要性	48
3	筋力トレーニングの条件とその設定はどうする？	48
4	抵抗運動の種類と特徴は？	50
5	開放性運動連鎖（OKC）と閉鎖性運動連鎖（CKC）	51
6	徒手抵抗運動の利点と欠点	51
7	抵抗運動の禁忌	51

III. 筋力増強練習の方法

1	最大筋力法	52
2	最大反復法	52
3	スピード・筋力法	52
4	プライオメトリック（反動法）	52
5	活動性が低下した状態に対する筋力トレーニング	52
6	いろいろな筋力トレーニング方法	53

5章 持久力トレーニング

I. 持久力の基礎知識
1. 持久力とは？ ……………………………… 58
2. 持久力を分類すると？ …………………… 58
3. 全身持久力とは？ ………………………… 58
4. 局所持久力とは？ ………………………… 58
5. 持久性トレーニングの原則は？ ………… 59
6. 有酸素運動の生理学的効果は？ ………… 60
7. 筋力，好気的運動能に影響を与える要因 ·· 60
8. 全身持久力の評価項目は？ ……………… 61
9. 運動持続時間・運動強度と
   エネルギー供給機構 ……………………… 62
10. 運動強度の表し方にはどのようなものが
    あるの？ …………………………………… 62
11. その他の心拍数による全身持久力の
    評価方法 …………………………………… 63
12. 持久力トレーニングに適用される負荷 ····· 63

II. 運動プログラムの決定因子
1. リスク管理 ………………………………… 64
2. 運動強度 …………………………………… 64
3. 運動時間 …………………………………… 65
4. 運動頻度 …………………………………… 65
5. 運動様式 …………………………………… 65
6. 可逆性の原則 ……………………………… 65
7. 個別性の原理 ……………………………… 65

III. 有効な持久力トレーニングプログラム
1. ウォームアップ …………………………… 66
2. 有酸素運動 ………………………………… 66
3. クールダウン ……………………………… 66

6章 起居動作練習

I. 起居動作の基礎知識
1. 起居動作練習の目的は？ ………………… 70
2. 起居動作に含まれる基本姿勢，基本動作は？
   ……………………………………………… 70
3. 高齢者や運動障害をもつ場合の
   運動パターン ……………………………… 71
4. 動作獲得を目指した指導方法のポイント ·· 72
5. 運動指導実施までの流れ ………………… 72
6. 安全性の確認，実用性・多様性の可能性と
   見通しの評価 ……………………………… 75
7. 動作の分析 ………………………………… 75

II. 起居動作練習の方法
1. ベッドからの起き上がり→座位保持 …… 77
2. 床からの立ち上がり（片麻痺患者）……… 78
3. 立位から床に座る（片麻痺患者）………… 79
4. 車いすから床に座る（片麻痺患者）……… 79
5. 座位からの立ち上がり（片麻痺患者）
   ……………………………………………… 79
6. 対麻痺・四肢麻痺の起居動作練習の
   ポイント …………………………………… 81

7章 バランス改善運動

I. バランス能力とは
1. バランスに関する感覚系の機能は？ …… 86
2. 感覚の統合 ………………………………… 87
3. 神経系の働き ……………………………… 87
4. 筋骨格系の働き …………………………… 87
5. 外的要因にはどのようなものがあるの？
   ……………………………………………… 88
6. バランス能力の理論 ……………………… 88
7. 3つのバランス維持制御 ………………… 88
8. バランス維持制御のための運動調整 …… 89

9	"バランスがよい"とは？ … 89		Ⅱ.	バランストレーニングの方法
10	バランス調整戦略 … 89		1	静的バランス維持トレーニング … 92
11	バランス能力評価とチェック項目 … 91		2	予測的バランス維持トレーニング … 92
			3	反応性バランス維持トレーニング … 92
			4	機能的活動中のバランストレーニング … 92

8章 立位・歩行練習

Ⅰ. 立位・歩行の基礎知識

1. 立位が保てる条件とは？ … 96
2. 立位姿勢の保持に必要なバランス機能 … 96
3. 立位の安定性 … 96
4. 立位・歩行練習 … 97
5. 立位姿勢の特徴 … 97
6. 歩行の障害別分類 … 99
7. 典型的な歩行障害とは？ … 100

Ⅱ. 歩行練習の方法

1. 最初は"安全第一"で … 102
2. しだいに介助量を減らす … 102
3. 歩行補助具の設定 … 103
4. 実際の歩行練習例 … 103

9章 移乗動作練習

Ⅰ. 移乗動作の基礎知識

1. 自力で移動する？自助具や補装具を用いる？ … 108
2. 環境を整備，改修・変更する … 109
3. 移乗動作で重要な事項 … 109

Ⅱ. 移乗動作練習の方法

1. 車いすからベッドへの移乗 … 110
2. ベッドから車いすへの移乗 … 112
3. 椅子または車いすから床への移動 … 113
4. 浴槽への出入り動作 … 114
5. 車への移乗 … 114

10章 患者指導とADL指導

Ⅰ. 自己管理能力と患者指導

1. 自分で自分をコントロールできる能力を身につけるには？ … 118
2. 患者自身の認識が必要 … 118
3. 運動指導前に準備すべきことは？ … 118
4. 運動の手順を具体的に考えよう … 119
5. 具体的な取り組み（例） … 119
6. 脊髄損傷者の具体的自己管理方法のあれこれ … 119
7. 運動課題の種類 … 119

Ⅱ. ADL指導法

1. 基本的な考え方は？ … 121
2. 目標を立てて取り組もう … 121
3. 自宅で運動を行うにあたり大切なことは？ … 121
4. ADLからQOLへ … 122
5. 指導戦略はどのように立てる？ … 123
6. 具体的な例をあげて考えよう … 123

11章 ケーススタディ

Ⅰ. 胸郭出口症候群患者への徒手理学療法 ……………………………………… 130

Ⅱ. 前股関節症患者への運動療法 ……… 132

Ⅲ. C5頸髄不全損傷患者への運動療法 ……………………………………… 134

索引 ……………………………………… 137

コラム目次

2章
①アフォーダンスの考え方 ………………… 11

3章
①関節の副運動 …………………………… 21
②収縮性組織と非収縮性組織 …………… 23
③徒手理学療法で用いられる言葉の定義と意味を知ろう ………………………………… 26
④骨頭の中心化 …………………………… 34
⑤関節面の位置異常 ……………………… 35
⑥腰椎椎間関節前方滑り ………………… 39
⑦仙骨の起き上がり ……………………… 39

4章
① Wolff の法則 …………………………… 48
②固有受容性神経筋促通手技（PNF）とは？ …… 54

5章
①最大酸素摂取量（VO$_2$max） ………… 59
②マラソン選手には高炭水化物食？ …… 61
③無酸素性閾値（嫌気性閾値：AT（Anaerobic Threshold）と乳酸閾値（LT：Lactte Threshold） ………………………………… 67

6章
①運動・動作・行為とは？ ………………… 73
②原始的な全身的運動からみるテンタクルとブリッジ動作 ……………………………… 75

8章
①間欠性跛行とは？ ……………………… 99
②トレンデレンブルグ歩行とドゥシェンヌ歩行 … 101

9章
①移乗動作のポイント …………………… 114

10章
① abdominal pad 法とは？ ……………… 119
② ICF とは？ ……………………………… 122
③ある整形外科医の工夫 ………………… 128

コラムマークの見方

補足説明
関連知識や発展的内容

用語解説
キーとなる用語をもう一歩ふみこんで解説

豆知識
知っておくと役に立つ事柄

コーヒーブレイク
本文に関連した息抜きになる読み物

1章 理学療法基礎治療学とは

I. 総　論
II. 運動療法の意義と目的

I. 総論

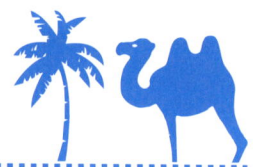

> **はじめに**
>
> 本シリーズの『理学療法基礎治療学』は「運動療法」,「物理療法」,「補装具療法」の3分冊で構成されています．それらに共通して重要な「患者指導とADL指導」は「運動療法」で取り上げました．治療手段という視点から理学療法を捉えると，この3領域は根幹を成すものであり，疾患を問わず治療の土台に相当します．患者の身体機能改善と生活適応能力の向上を目指すこれらの理学療法による効果の成否は，その潜在能力と介入内容のマッチングを基本とし，対象者の治療に対する主体性を含めた妥当な評価と適切な治療プランの実践に依存します．この考え方は運動療法に限らず物理療法や補装具療法での適用・適合においても一貫しています．

1 理学療法基礎治療学で学ぶ領域

現在の理学療法は領域ごとに専門分化され，そのなかでも取り扱う範囲が拡大し，深化しています．それぞれの専門領域の学習で必要な知識，技術に関しては本書では極力触れません．専門領域ごとの成書を参考にしてください．「理学療法基礎治療学」では疾患によらず，共通した基礎的な理学療法治療に関する項目を立て，その治療法について解説します．取り扱う項目は，運動療法，物理療法，補装具療法，患者指導とADL指導です（図1）．

理学療法の効果は，治療に携わった時の即時効果と，継続して行った治療経過のなかで現れる遅延的な効果，および患者自身の自己管理のもとに

図1 「理学療法基礎治療学」で扱う領域とその関係

日常生活のなかでトレーニングを行ったことによる長期的効果に分けることができます．

理学療法室で行った治療の善し悪しは，患者自身がどのように運動の必要性を決定し，学習したプログラムを適切に取捨選択し，実践するかによって最終的に決まります．これまでの「与える理学療法」から，患者自らが「選んで行う理学療法」への転換が求められています．

2 治療法の選択と理学療法プラン（組み立て）

症状の特異性，重症度，経過，また過去の治療とその結果など，理学療法を行うにあたり考慮すべきことは多岐にわたります．

理学療法治療に先立ち，非常に重要なことは的確な評価です．評価に基づき，それぞれの患者に適した具体的な治療の方法，時間，強度，頻度などを設定します．その時，患者と情報を共有することが大切です．その評価を手がかりに，適切な治療法を選択します．治療法の選択にあたっては，経験が活きることも多いのですが，理学療法の診療ガイドラインなどを参照することも有効です．**理学療法士には，最も適切な治療法を考える力が求められます**（図2）．

実施した治療法が妥当であったか判断するためにも，患者を再評価し，自らの治療法を振り返り，さらに最善を尽くす習慣をつけることが不可欠です．このことが，患者の信頼を得ることにもつながります．

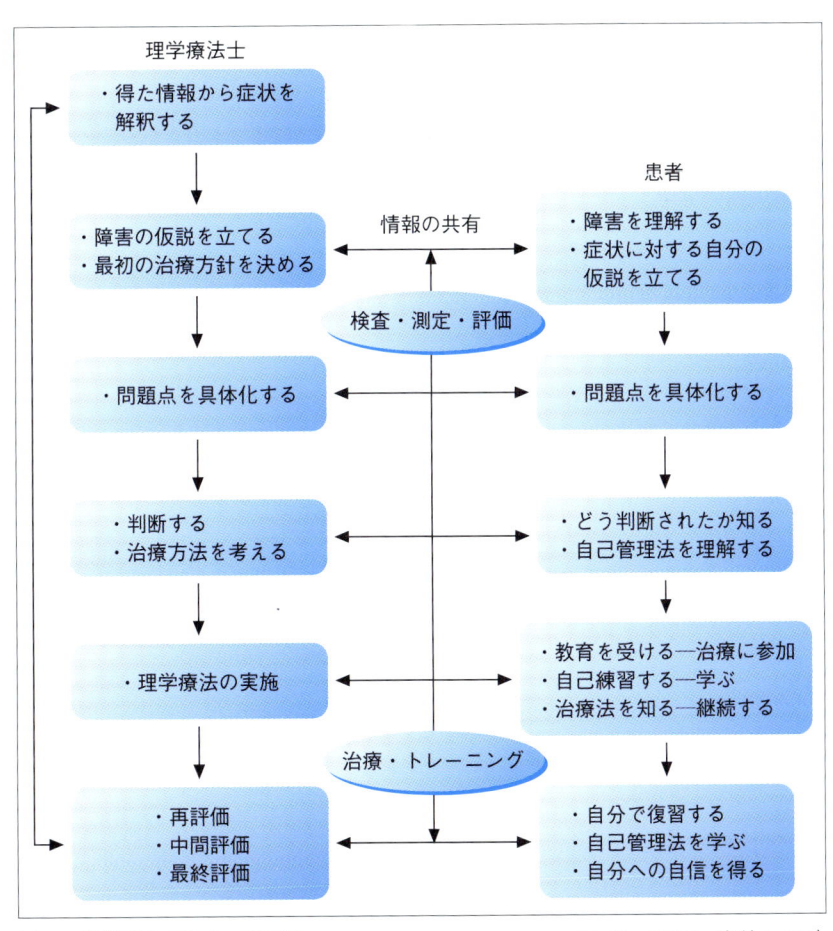

図2　理学療法プランの手順

（中山，2010，文献1より）

3 機能異常に対する捉え方と対応方法

　私たちが学習してきたこれまでの医療のひな形が,「健康」状態に合わせること,つまりそれから逸脱するものは「規格外」として捉え,健康へ回帰することを「規格への適応」とする思考に基づいていたことに気づかなければなりません.患者に最適な理学療法を提供するためには,正常機能のメカニズムと病的機能のメカニズムの両方に対する知識が必要なのは言うまでもありませんが,患者にはその両者がさまざまな割合で混在して現れます.また,物理的な作用を身体に適用する場合(物理療法)においても,失われた身体の一部や機能を補う補装具を処方し適合する場合(補装具療法)においても,同様に考えることができます.そのような病的な状態が意味することを理解することが大切です.「理学療法基礎治療学」では,運動療法における関節運動や筋収縮などの自動的な刺激や徒手療法,物理療法,補装具療法などによる外部からの刺激が身体にどのように影響するか判断し,それをもとにいかに機能的制限を最小限にとどめ,活動能力を向上させるかに焦点をあてます.最終的には,個人に適した「健康促進のための理学療法」を考案する知識・技術と考え方が求められます.しかし,主体はあくまで患者であり,治療に対する患者自身の理解,自己管理能力,自己効力感をどれほど獲得できるかは,治療の成否を大きく左右します.

　理学療法士は,これらの知識や情報を患者と共有し,自立へ向けた努力を認め,支援する受容的立場に立ち,患者と協働して目標に向かう必要があります.

II. 運動療法の意義と目的

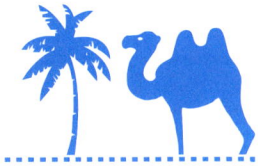

> **はじめに**
>
> 　患者の身体機能の回復・改善をはかり，機能障害を防ぐために，理学療法士が最も多用するプログラムが運動療法です．それは同時に健康の維持・増進と健康を脅かすリスク要因の予防・軽減も目的としています．運動療法と障害モデル，ADL，QOLの関係についても学習しましょう．

1　運動療法の意義

　"運動"や体操といった身体を動かす行為の重要性は，西洋では古代ギリシャ・ローマ時代，東洋においても中国医学などで医師や鍼灸師あるいは施術師が書物に記した記録からうかがうことができます．ヒポクラテスが「適度な運動が健康を促進し，疾患からの回復を短縮する」と述べ，特に関節と筋の積極的な運動を奨励していることは興味深いことです[2]．

　古い中国医学でも適度な運動は消化を助け，気の巡りや血の巡りをよくし，病気の予防と延命を促すと記され，運動の効用が認められています．運動療法について，上田は「運動障害に対し運動そのものを用いて治療すること」と定義していますが[3]，今日のように運動療法が医療における治療からスポーツ分野，健康増進に至るまで幅広く適用されていることを鑑みた場合，篠原の定義のほうが的を射ているといえます[4]．氏は「身体・精神が何らかの病気・外傷に侵された際，病気・外傷に伴う病態を軽減し，身体・精神の機能の回復を図り，生活機能と社会参加を含めた人間としてよりよい状態を維持するために，他動的または自動的な運動を適用すること」と述べています[4]．

　第二次世界大戦後，広義の"運動"が国策として推奨され，国力としての**体力増進**からしだいに**健康増進**へと**パラダイムシフト**されて今日に至っていますが，運動による心身の適切な機能改善効果を追求する理学療法において，運動を治療行為と位置づけて行う"運動療法"は中核をなすものです．運動療法とその他の一般的な理学療法とを大別して考えると，一般的な理学療法は概ね物理療法がその大半を占めることになります．

　運動療法の対象となるものが運動機能の障害であることは自明ですが，現在ではその障害の中身を疾病や外傷から，**動作能力**，**生活機能**さらには**社会的参加**や**精神的活動**に及ぶ広範囲にわたって捉えることが求められています（表1）．

2　運動療法の目的

　運動療法の意義が明らかになれば，その具体的な目的にも言及できるようになります．それぞれの疾患に対する目的は，さらに特異的に示す必要がありますが，ここでは運動療法全体にまたがる大きな目的を表2にまとめました．

表1　運動療法の意義

身体や精神に何らかの障害をもつ者に対し，自動・他動の運動ストレスを適切に身体に与えて疾病の治癒を促進し，身体構造と身体活動能力を改善させ，心身機能およびそれらを備えた"人"としての社会的・精神的活動を高揚させること

3 治療法はどのように選択するの？

運動療法を実践するにあたり，治療法を選択する必要があります．ここで注意したいのは，私たち理学療法士が**運動によって何を患者にもたらすことができるか**十分考える必要があるということです．近年は**根拠に基づいた医療（EBM：Evidence Based Medicine）**や**根拠に基づいた理学療法（EBP：Evidence Based Practice）**が基準になりつつあり，理学療法士はEBPの実践義務を負います．同時に，患者が適切な理学療法を選択できるよう支援するためにも，**情報を開示**し，**科学的根拠から治療方針を決定**し，均質で良質な理学療法を提供する責任があります．したがって，私たちは安全かつ有効な手段を用いるべきであって，それから逸脱するものは排除する専門職としての**自律性**が求められています．

4 運動療法を実践する手順

具体的な運動療法の実践手順は，患者の**機能・構造の障害**，のみならず**活動の制限**や**参加の制約**に対して，その根本的，潜在的な原因を突き止めるために適切に評価し，判断したうえで患者に合った適切なプログラムを実施し，提供することです．障害のモデルについては国際生活機能分類**（ICF：International Classification of Functioning, Disability, and Health）**が紹介されていますが，健康および健康に関連した影響を説明するのに適しているといえます（図3）．ICFについては10章のコラム②で解説します．

表2　運動療法の目的

① 関節の変形，疼痛・運動制限を軽減させ，関節機能を改善する
② 筋力を増強させ，合目的な動作を獲得しやすく導く
③ 筋持久力，運動の協調性・スピードを高め，全身の運動耐容能を改善する
④ 呼吸・循環・代謝・免疫などの内部機能を改善する
⑤ 機能障害を改善または予防する
⑥ 高次脳機能や精神機能を改善する
⑦ 健康関連のリスク要因を軽減，予防する
⑧ 全身の健康状態を維持し，健康生活を最適化する

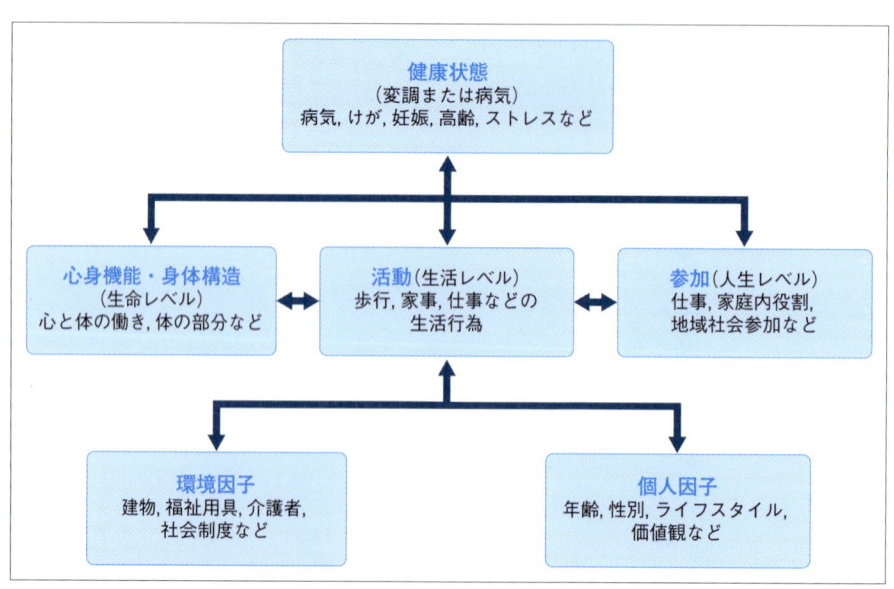

図3　国際生活機能分類（ICF）の生活機能モデル

5 運動療法と障害モデル，ADLおよびQOLとの関係

運動療法が障害モデルと障害過程にどのように関わり，影響を及ぼすかを示したのが図4です．運動療法が病理学/病態生理学から能力障害，QOLに至るまで関連性をもち，どのレベルにおいても理学療法の手段として重要な位置を占めていることがわかります．

さまざまな疾患をもつ患者に対する機能改善アプローチの方法は，多数あります．しかし，疾患別運動療法に関してはここでは取り上げません．本書では以下の項目を運動療法の項目として扱うこととし，最後に自己管理能力と患者指導についても解説します．

本書で扱う運動療法の項目
- 関節可動域運動
- 筋力増強運動
- 筋持久力トレーニング
- 運動学習
- 起居動作練習
- バランス改善運動
- 立位・歩行練習
- 移乗動作練習

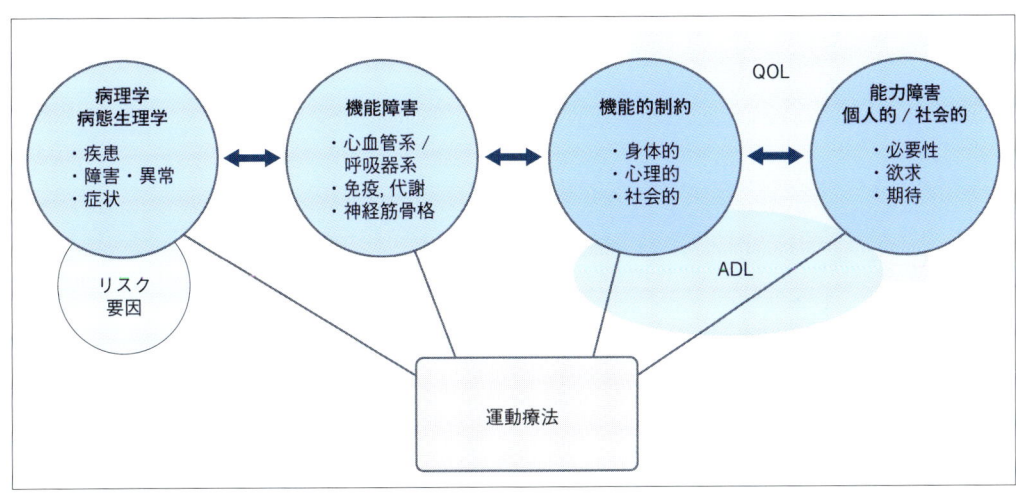

図4　運動療法と障害モデル，ADLおよびQOLとの関係　　　　　（Kisner, 2007, 文献5より）

第1章　文献

1) 中山　孝：理学療法評価の基本的理解〔柳澤　健（編）：理学療法学ゴールド・マスター・テキスト　理学療法評価学〕．p13，メジカルビュー社，2010．
2) 大井淑雄・博田節夫（編）：リハビリテーション医学全書7　運動療法　第3版．医歯薬出版，1999．
3) 天満和人：運動療法の歴史・概念（定義）・位置づけ〔千住秀明（監修）：運動療法 I　第2版〕．pp1-10，神陵文庫，2005．
4) 篠原英記：運動療法とは〔市橋則明（編）：運動療法学　障害別アプローチの理論と実際〕．文光堂，2008．
5) Kisner C, Colby LA：Therapeutic Exercise：Foundations and Techniques 5th ed. FA Davis, 2007.

2章 運動学習

Ⅰ．運動学習とは？
Ⅱ．具体的な運動学習方法

I. 運動学習とは？

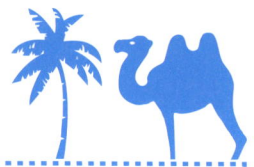

はじめに

　理学療法士は身体構造や動作について，特有の視点や潜在能力をもち合わせ，**運動の可能性を最大限引き出す**ことができます．また，理学療法士特有の知識やスキルを駆使し，目標やゴール設定，運動評価の過程において患者やその家族，介護者と理学療法士間で相互に作用し，**患者の生活機能を高める**ことに寄与します．目的とする一連の運動を患者に指導する際には，運動を学習する動機づけを考えると同時に，患者の運動に対する感情や取り組む態度を知る必要があります．患者に安全で適切な運動を指導するためには，学習を促す戦略を立てることが肝要です．そのためには運動学習のコンセプトを理解することがとても重要になります．

1 運動学習の定義は？

　ある目的をもった練習・経験の結果が，永続性をもった技能的行動の変容をもたらす過程を「運動学習」と定義しています[1]．また練習により，技能的動作または課題を永久的に習得し，保持する**複雑な内在過程**であるとされています[2]．

　学習過程は以下のように進行します．

```
情報や課題にふれる，経験する，反復する
         ↓
     記憶する・獲得する
         ↓
     強化・汎化・転移する
         ↓
      行動が変容する
```

　運動学習の概念は以下の3要素が含まれます[3]．
- 運動学習は練習や経験に基づく過程である．
- 運動学習の結果として技能的行動を行いうる能力が獲得される．
- 運動学習による行動の変化は比較的永続的である．

　学習によって生じる変化の特徴を表1にまとめました[4]．

表1　学習によって生じる変化

① 個体の行動や種の保存に意味がある
② 何らかの変数の因果関係から説明を試みることが可能で，帰結（行動の変容）を測定できる
③ 行動の変容に関わった中枢神経系の選択的変化を伴う

2 運動制御と運動学習との関係は？

　運動制御と運動学習の関係は，どちらを起点に眺め，向かっているかを考えた時の相違にほかなりません．つまり，運動指令を発信する中枢神経側から運動を実行する効果器を眺めるか，その逆かによってよび方が異なります．それを表したものが**図1**です．統制された運動が行動となって現れる（運動制御過程）と同時に，その遂行過程が学習される（運動学習）という関係にあるのです．

3 運動の多様性を決めるものは何か？

a 物理的要因：重力，環境要因

　人は地球上に存在するかぎり，重力の影響を受

けて活動します．したがって構えと姿勢によって運動様式が異なり，課題に合った合目的な運動遂行が要求されます．また生体をとりまく環境に適応した運動・行動によって生活しています．

ⓑ 生理学的要因：運動の際限ない自由度，環境の変化への対応

人は機械ではありませんから，きわめて簡単な運動でも全く同じ運動を繰り返すことは不可能です．例えば椅子から立ち上がる動作にしても，両足の位置，椅子の座面に対する坐骨の位置，股関節の屈曲角度，体幹の直立具合などの運動学的要素のほか，関与する関節の数，筋の数，筋の関与比率，収縮速度など制御すべき変数は無限に存在します．

また運動につれて変化する環境への対応を迫られる運動課題もあります．例えば転がってくるサッカーボールを蹴り返すという課題の場合，ボールの転がりに合わせ，ボールを足の甲で捉えてタイミングよく振りぬくことが要求されます．一流の野球選手が毎年何本もホームランを打つ動的な技術，ライフル射撃や弓道で正確に的を射る巧緻性を要求される技術においても，際限のない運動の自由度に対応し，それぞれにきわめて高度な運動学習と運動制御が成立したパフォーマンスといえるのです．

ⓒ 心理学的要因：心の動きが運動に反映される，環境が人の運動に影響を与える

「人間は考える葦である」と説いたブレーズ・パスカルがいうように，人の運動・行動にも思考する過程があります．心理的な要因が運動に多様性を与えることは容易に理解できます．心理的要因と運動・行動の関係を捉える視点はさまざまです．まず思考を注意，記憶，学習などとともに1つの認知過程と捉え，それらを「どのように自分で感じ，捉えたか」主観的に表出させることで，心の変容を評価する認知主義的立場があります．

また，心の動きが行動として観測されることに焦点を当てて捉えようとする行動主義的立場もあります．さらには，ある環境の中にいる「人」が，その環境に応じて行動するという生態心理学の中心的概念である「アフォーダンス」（コラム①）が運動・行動を決定する立場をとる理論があります．どの立場に立つかが問題ではなく，心理的側面が運動様式に影響を与えることを理解して運動指導することが重要です（図2）．

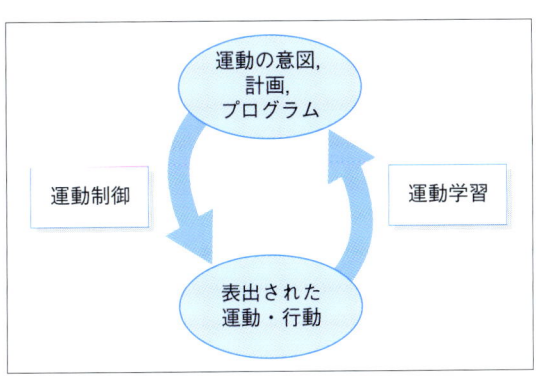

図1 運動制御と運動学習は表裏一体

 コラム① アフォーダンスの考え方

米国の知覚心理学者Gibsonが提唱した概念で，「afford」（～することができる，～する余裕がある）からの造語です．環境が生物に供給する行動・行為の可能性のことを指しています．例えば，患者が狭い室内の廊下を歩いて玄関まで移動するという課題を遂行する場合，患者の体の大きさや運動機能と，ベッドから廊下までの距離，廊下の幅，段差の有無などの環境に応じた運動が計画される必要があります．その際，環境が供給する「行為の可能性」は，行為者である患者が「能動的に動いて知覚する」ことで変容することが十分考えられます．この考え方を推し進め，運動療法にとりいれた"誘導"という手法が紹介されています[5]．

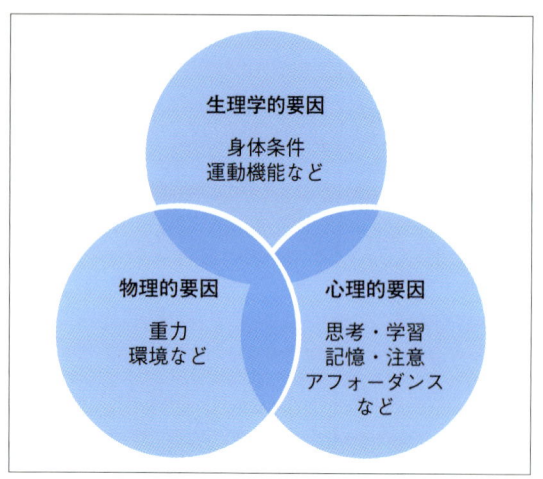

図2 運動の多様性を決定する要因

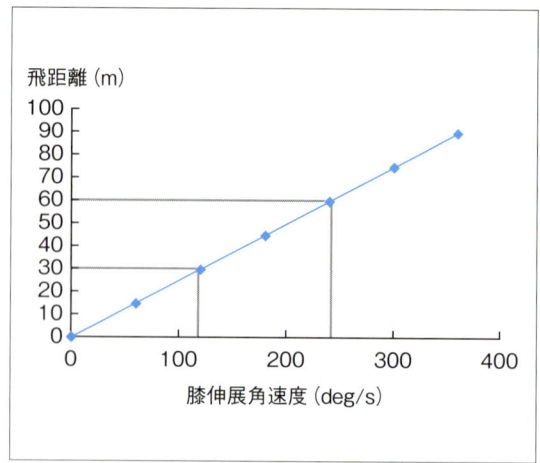

図3 スキーマ関数の例：膝伸展角速度とボールの飛距離の関係（理論的計算）

4 シュミットのスキーマ（schema：図式）理論

　シュミット（Schmidt）は例えばボールを蹴る格好，走る格好というような抽象的運動を誘発するプログラムの存在を示唆し，これを一般化された運動プログラム（Generalized Motor Program：GMP）と名付けました．何名かの人にボールを蹴る格好を行わせると大同小異で同じような動作をするという，生体に備わった汎用プログラム（枠組み）の存在を指摘しています．このGMPに支配される運動群には以下の3つの共通点があるといわれています[1]．

- GMPに支配される運動群の共通点
- 運動の各要素間の時間的タイミング（相対的運動順位と要素間の間隔）は変わらない．
- 運動の各要素の相対的な力学的大きさ（強さ）は変わらない．
- 運動に参画する身体部位が変わっても運動パターンは変わらない．

　このようにGMPは性質上，質的枠組みとみなすことができます．またシュミットは，脳は具体的な運動プログラムをいちいち記憶するのではなく，GMPを記憶して脳の容量を有効活用していると考えました．

　GMPに従って運動が実行される時に，規定しなければならない運動のパラメータ（例えば遠くへボールを蹴る時には蹴る足の膝を勢いよく伸展〔＝膝伸展角速度の増大〕させる）と，生じた結果（実際にボールが飛んだ距離）との関係を表す枠組みがありますが，これを関数として表現したのがスキーマ関数です．この場合，横軸に膝伸展角速度，縦軸に蹴って飛んだボールの距離を図示したのが図3です．このような場合には一次関数として近似できるでしょう．したがって膝伸展速度がわかれば飛距離を予測できることになります．逆に，例えば60mの距離までボールを蹴りたい場合には，どれくらいの速さで膝を伸ばしてボールを蹴ればよいか概算し，実践することができます．

　一方，過去に経験した運動感覚から，生じるであろう運動の結果を予測できる場合があります．例えば，ボーリングのボールを投げた瞬間，ボールの行方を見ずに天を仰ぐと，案の定しばらくして溝にボールが転がりこむ音が聞こえ，がっかりします．

　前者のように，過去に行った運動の結果とその時用いた運動パラメータの関係を論ずる場合を「再生スキーマ」とよびます．また後者のように，過去に行った運動の結果とその時用いた運動感覚の関係を論ずる場合を「再認スキーマ」とよびます．どちらも量的枠組みと考えることができます．以上のことから，人間の運動は質的枠組みのGMPと量的枠組みのスキーマの両面から規定できることになります[1]．

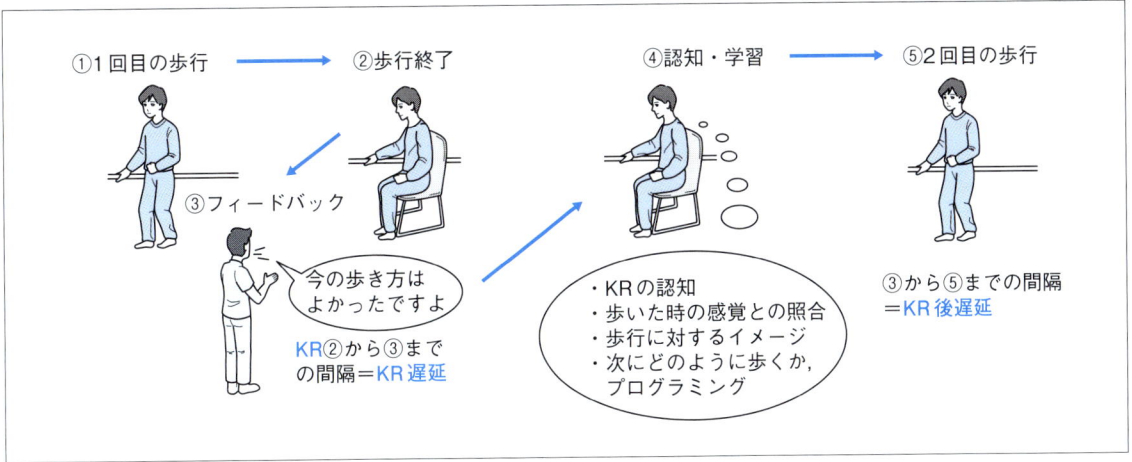

図4 KR，KR遅延およびKR後遅延

5 運動の技能獲得の方法は？

　理学療法を実際に行う場合に経験することですが，運動学習する対象者（患者）にいかに適切なタイミングで，適切な言葉かけや動作を伴った運動指導を行えばよいか迷うことがあります．このような**結果に対する知識（KR：Knowledge of Results）**は，運動を行った結果に関する情報提供のことを指します．通常，運動の結果は運動を行った本人自身が自分の姿を見たり，自分の運動感覚を頼りにフィードバックして次回の運動に活用されます．これを**内在的フィードバック**とよんでいます．

　これに対し，理学療法士（運動指導者）が学習対象者（患者）にKRを与えることは臨床でも頻繁に行われ，これを**外在的フィードバック**といいます．理学療法士が与えるKRに関しては前述したように，目的とする課題に，効率よく達成すべく与える頻度とタイミングが適切でなければ効果は得られません．また障害をもっている場合，内在的フィードバックのみを頼りに意識を集中させて運動学習することは容易ではありません．

　近年は運動学習者が実際に行っている動作をビデオ映像として記録し，再生して視覚的に自分のパフォーマンスを学習する方法も試みられています．これを**パフォーマンスの知識（KP：Knowledge of Performance）**といいます．また，第一施行の後，どのタイミングでKRを与えるか（これを**KR遅延**とよぶ），また1度KRを与えた後，次にどのタイミングで課題運動を開始させるか（これを**KR後遅延**とよぶ）も大きな問題です．このことについて例を用いて説明しましょう（図4）．

　平行棒歩行が終了した患者に，「今の歩き方はよかったですよ，それくらい足を前に出してください」と言う，歩き終わった時点から理学療法士からのフィードバックが与えられる時間までの間隔がKR遅延です．この中に含まれる要素は，患者の歩いた運動感覚の認知とその保持です．その言語によるKRを与えた後から，次に患者が歩き始めるまでの時間間隔がKR後遅延であり，その時間の中では①KRの認知，②認知されたKRと最初に歩いた時の歩行感覚との照合作業，③歩行に関する患者の主観的なイメージ（これを内的基準とよぶ）の修正および④次に歩く時の運動プログラミングが起こっていると考えられています[1]．

　したがってKR後遅延は，より探索的で，能動的な過程であるといえます．KR遅延時間においては，フィードバックを与える時間が長すぎては運動感覚の忘却が問題となります．またKR後遅延においては，時間が短すぎるとこの一連の情報処理過程が完了できないデメリットが生じること

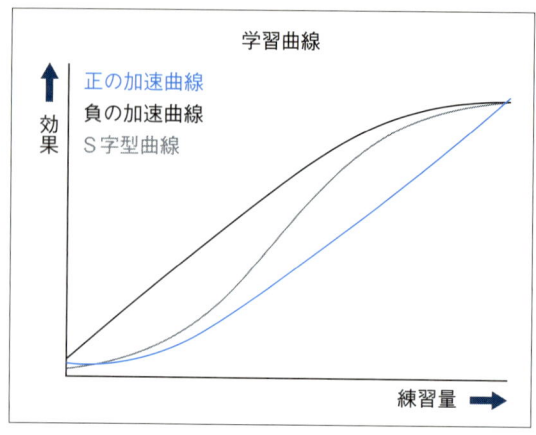

図5　学習曲線

び，一般的な学習曲線は図のようにS字状になります（図5）．学習効果の加速度には正と負があります．学習者の能力に対する課題の難易度とその与えるタイミングは，この関係に大きな影響を与える要因となります．

7 運動学習と動機づけ ―患者自身が学習の主体である！―

動機づけには**物的報酬や賞賛による外的動機づけ**と**自己実現などによる内的動機づけ**があります．外的動機付けはいわゆるKRです．運動を指導する理学療法士が「よくできましたね」と一言声をかけることがいかに重要かわかります．しかし，あまりに容易な課題が成功するたびに賞賛されても動機づけは低下します．**内的動機づけは運動学習曲線（図5）が急勾配で立ち上がってくる最中に，最も高くなる**といわれています．したがってその時期に積極的に運動療法を行うことが効果的であるといえます．

になります．

どのような頻度でKRを与えるかについても議論が必要です．結論からいいますと，「**与えすぎは禁物**」ということです．つまり運動後に毎回KRを与えていると運動のイメージが曖昧なままで，能動的に情報を処理することをやめ，学習が阻害されます．

このように**学習者自身の評価に基づいた自己修正**と，**指導者（評価者）による評価に基づいたKRやKPによるフィードバックが程よく組み合わさって運動学習を進行させる**必要があります．運動学習を促進する効果的なKRについては成書を参照してください[1]．

6 学習曲線とは？

運動技能の獲得を目指した経験のある人には思い当たるかもしれませんが，ある技能習得のために練習を始めた時点から，目標とする水準に達するまでの過程においては，練習量と成功率は常に一定ではないということです．ある時期はたくさん練習を行っても成功率は低迷したが，ある時期を越えたら加速度的に成功率が上昇したという経験があるでしょう．縦軸と横軸にそれぞれ課題成功率とそのために行った運動量を配してグラフ化したものを"**学習曲線（シグモイド曲線）**"とよ

8 学習の3段階説

学習段階については，**3段階に分けて考えるFittsの説**が支持されています．それは次のとおりです．
① 言語-認知段階（verbal-cognitive stage）
② 運動段階（motor stage）
③ 自動化段階（autonomous stage）

わかりやすく説明すると，次の3段階になります．
① 学習課題の理解（何をするのか）＝認識
② 方法の理解（どのように行うのか）＝連想
③ 無意識の遂行（注意しなくてもできる）＝自律

例えば車の運転は③の段階，つまり体で覚える記憶で"**手続き記憶**"とよばれています．一度運転ができると運転技術が永続的に保たれることはその一例です．

II. 具体的な運動学習方法

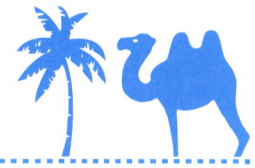

> **はじめに**
>
> 　筋力低下によって起居動作などの基本的動作が障害された場合，例えば抗重力筋の筋力増強により座位や立位が可能となることからもわかるように，機能的な運動能力と結びついた効果が現れることが多いものです．このように学習した運動が波及し，全身的運動や動作に転移することを念頭において治療を計画します．本項では，スキーマ理論やアフォーダンスの考え方に基づいた方法，運動学習の段階に合わせた練習法について学びます．

1 学習の転移がなければ意味がない？

　理学療法の最終目標は患者が生活の場で，自分で動作ができる（自立して生活できる）ことです．理学療法士の目の前で課題動作ができるだけでは，実生活に何の役にも立ちません．運動療法室で繰り返し練習した運動が学習され，病棟や施設内で実行され，さらには実際の生活場面で実行し，それが成功することが目標です．これを学習の転移といいます．転移が起こりやすくなる1つの条件には，実生活で行う運動と運動療法室で行う運動課題に共通した要素が内在していることです．例えば運動療法室で椅子から立ち上がって治療ベッドへ乗り移る練習を行ったことが，病室での車いすからベッドへの乗り移りへとつながり，さらには自宅でのトイレへの乗り移りと連動することです．

2 スキーマ理論を用いた方法

ⓐ GMPの精緻化には"恒常的練習"を

　GMPが動作のフォーム形成である性質上，同じ動作を反復練習させることで運動がより精緻化することを指します．何度も同じ高さの椅子から立ち上がる練習を行えば，やがてうまく立ち上がることができます．

ⓑ スキーマの精緻化には"多様性練習"を

　同じ高さの椅子で練習しても，高さが異なる椅子からスクワットするなどの動作は困難です．さまざまな高さの椅子から立ち上がる練習を行えば重心の上下動を含んだ座位から立位へのスキーマが形成されることになります．

3 アフォーダンスから考える —環境が行動の可能性を提供する—

　人は触れる（知覚）という行為を通して自分の行為を引き起こすが，行為によって新たな知覚を引き起こし，それらは循環するという考え方があります．行為の可能性を提供する情報のことをアフォーダンスとよんでいます．その考え方を推し進めた運動療法の方法の1つが"誘導"です．これは患者に触れ，学習する運動を導くために必要な操作的介入を行うことです．さまざまな運動を患者とともに行うことができますが，ハンズ・オン（hands-on）のスキルが要求されます．詳しくは成書を参考にしてください．

4 運動学習の段階と練習法

前述のように，運動学習には①言語-認知段階，②運動段階，③自動化段階の3段階があります．学習の各段階で学習者の特徴があり，その知識は指導にあたる場合のヒントになります．

各段階の指導ポイントは次のとおりです．

ⓐ 言語-認知段階

この段階ではまず，運動課題の目標・目的，必要条件を理解する必要があります．はじめのうちは，課題動作を構成する各要素，順序，運動時の姿勢，移動スピード・距離，運動の強さなどの各要素の開始と終了を注意深く学び，把握することに努めます．

● 言語・認知段階の指導戦略
- 全神経を集中させて運動課題に取り組むためには，外乱が入りやすい開放された環境では学習が阻害されるため，避ける．
- トライ・アンド・エラーを繰り返す段階であるため，理学療法士のタイムリーな評価と助言を受けて動作を修正することにより，正しい動作の学習過程を促進させる．
- 最終的には自分自身で自己評価できるまで練習する．
- そのために自己モニターする能力を高める．

ⓑ 運動段階

この段階ではエラーが少なくなり，安定した効率よい運動が行えるよう微調整を繰り返します．この段階では異なる環境条件下でも自ら調整・修正を加え，課題を解決する能力をしだいに習得します．フィードフォワードにより不要なエラーを回避できる状態になります．

● 連想段階の指導戦略
- 多様性を考慮した動作学習に重点を置く．
- 課題を複雑化させる．
- 患者の自己修正・解決を目指す．
- フィードバック量を減らす．
- 複数回行った後，必要ならばフィードバックを与える．
- 運動課題の順序，速度，組み合わせなどバリエーションを増やす．
- 運動環境の変化を考慮する．

ⓒ 自動化段階

課題運動に注意を払う時間はほとんどなくなり，運動は自動的に行われます．同時課題や複数課題，課題の条件の変化にも対応できる応用能力が身につきます．この段階では指導する機会は少なくなります．この段階に達すると自己管理能力は格段に進歩しています．

① 自動化段階の指導戦略

自動化段階の指導ポイントを以下に示します．
- 課題動作の速度，運動距離，複雑さを加えて難易度を上げる．
- 課題動作を自ら変更し，日常場面や新しい環境でも適応できるようにする．
- 健康管理上の問題が発生しないかぎり，フィードバックは原則与えない．
- 課題の習得は患者にとって有意義である．
- 課題に関する関心度が高いほうがよい．
- 課題に関する情報は一度にたくさん与えないほうがよい．

② 具体的な練習法

- **部分練習**：課題を個々の部分に分解して練習します．難易度にばらつきがある課題動作の学習には最も有効な方法です．全体を通した課題練習の前に難易度の高い部分を抜き出し，集中的に練習します．ただし，階段昇降などの連続動作課題では全体練習のほうが効果的です．
- **ブロック練習**：反復練習ともよばれます．同じ条件下で，同じ課題，一連の運動を同じ順序で繰り返し行います．新しい課題の認識段階では推奨される方法で，動作の習熟に有効です．学習に変化が導入できる段階になれば，タイミングを逸することなくランダム，またはランダム-ブロック練習に移行します．
- **ランダム練習**：高さの異なる階段を毎回順番を変えて昇降する練習がそれに相当します．

●**ランダム-ブロック練習**：同じ課題を2回繰り返した後，ランダムな順序で課題を変化させて行います．例えば，高さ10cm，20cm，40cmの階段を用意し，はじめに2回20cm階段を昇降した後，10cmを2回，40cmを2回という手順で行います．次のセットでは順番を変えて行います．

このように課題条件の変化因子には，例えば動作姿勢の変化，支持基底面の狭小化，道具の使用，同時課題などがあります．変化因子を設定することにより，運動をコントロールする能力を促通します．ランダム課題は適切なタイミングで与えられると，学習内容を長期にわたり保持する能力が刺激されます．

第2章 文 献

1) 大橋ゆかり：セラピストのための運動学習ABC．文光堂，2004．
2) Kisner C, Colby LA：Therapeutic Exercise Foundations and Techniques 5th Ed. FA Davis, 2007.
3) 大橋ゆかり：運動と学習〔市橋則明（編）：運動療法学　障害別アプローチの理論と実際〕．pp114-123，文光堂，2008．
4) 中村隆一・他：基礎運動学　第6版．医歯薬出版，2003．
5) 佐藤房郎：歩行の獲得〔柳沢　健（編）：理学療法学ゴールド・マスター・テキスト　運動療法学〕．pp150-169，メジカルビュー社，2010．

3章 関節可動域運動

Ⅰ. 関節可動域制限と関節可動域運動
Ⅱ. 運動の評価
Ⅲ. 関節可動域制限因子と評価・治療方法
Ⅳ. いろいろなストレッチングの方法
Ⅴ. 自動的な関節可動域運動
Ⅵ. 他動的な関節可動域運動
Ⅶ. 装置を用いる関節可動域運動

I. 関節可動域制限と関節可動域運動

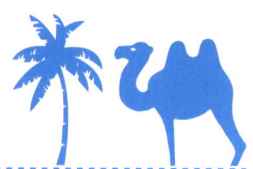

> **はじめに**
>
> 　関節可動域制限の原因はさまざまです．何が原因であるのか正しく評価し，推論することが重要です．その場合，制限要因となる組織・器官が機能異常となった際の特徴を理解する必要があります．また，可動域制限がある関節を動かしたとき，手に伝わる抵抗感を捉えることも大切です．適切な治療法を習得するために，友達同士で何度も練習しましょう．

1 なぜ関節可動域運動が必要なの？

　正常ならば動くはずの関節に制限があると，思うように動かせなかったり，動かすことをやめたりします．例えば足関節の背屈（足の甲を脛に近づけること）ができないと，椅子から立ち上がったり階段を昇降したりする動作が困難になります．また関節は動かさなくなると固くなり（拘縮），大きな関節の場合にはできない動作が増えるばかりか体力を低下させ，高齢者の場合には寝たきりに陥ることもあります．このように関節の動きに制限があると日常生活動作（ADL）に支障をきたし，生活の質（QOL）を低下させてしまいます．そのため，対象者の活動に必要な関節可動域を確保する運動が必要になるのです．

2 なぜ関節可動域制限が生じるの？

　どうして関節の動きが制限されるのでしょうか？　それは関節周囲にある組織と関節を動かす力の動力源である"筋"に着目すると，おのずと理解できます．1カ月以内の不動によって関節可動域制限が起こる場合の責任病巣については，骨格筋の関与が大きいといわれています[1]．つまり骨格筋の筋線維の微細形態の変化に伴い，その伸張性が低下し，筋長が短くなると考えられています．不動期間が長くなれば筋以外の関節周囲組織も可動域制限因子として寄与率が高くなりますので，図1に示した要因のいずれか，または複数の要因が組み合わさっていると考えることができます．

　私たちがある関節を動かす時，自分で動かす場合（自動運動）と外力によって動かされる場合（他動運動）の2つに大別されます．そのいずれの場合でも，関節には生理学的運動が起こります．この生理学的関節運動を保障しているのが副運動です（コラム①）．

　通常は，健全な関節が保有する可動域全範囲にわたり運動が可能です．それが何らかの原因で障害されると可動域制限が起こります．制限要因がわからなければ，それに対する治療方法も確定できません．関節の検査・測定を行って正しく評価し，推論を導くことが重要です．自分の体験と照らし合わせて考えてみることも大切です．まず，自動運動から始めることが鉄則です．

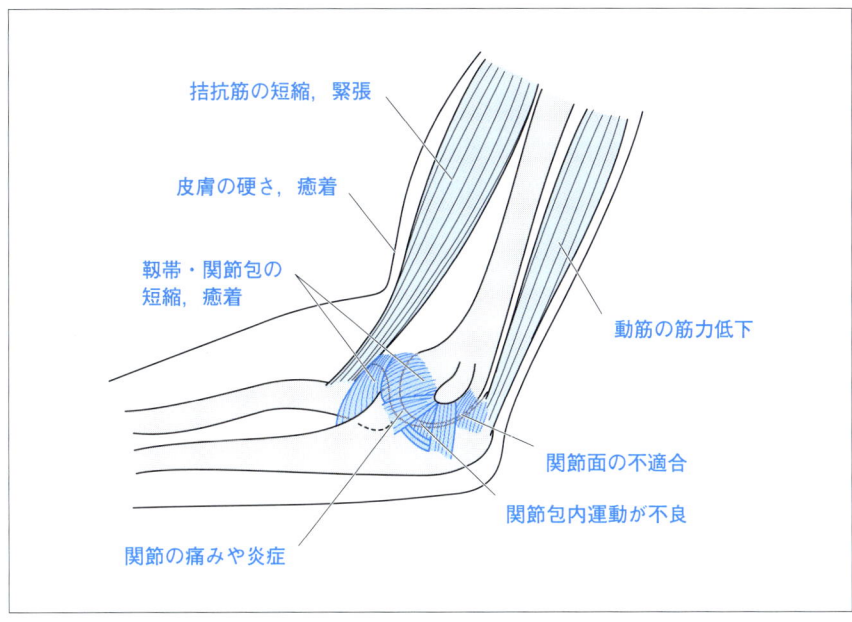

図1 関節可動域制限の要因（肘関節周辺）

 コラム① 関節の副運動

　副運動は生理学的自動運動に伴って起こりますが，随意的に選択しては起こしえない関節内での運動です．それには2つの関節面の間で起こる
- 軸回旋（spin）
- 転がり（roll）
- 滑り（slide）

の3種類があります（図2）．

　正常な副運動が起こらなければ関節面の適正な運動に異常が生じ，可動域が制限されたり，痛みが誘発されたりします．

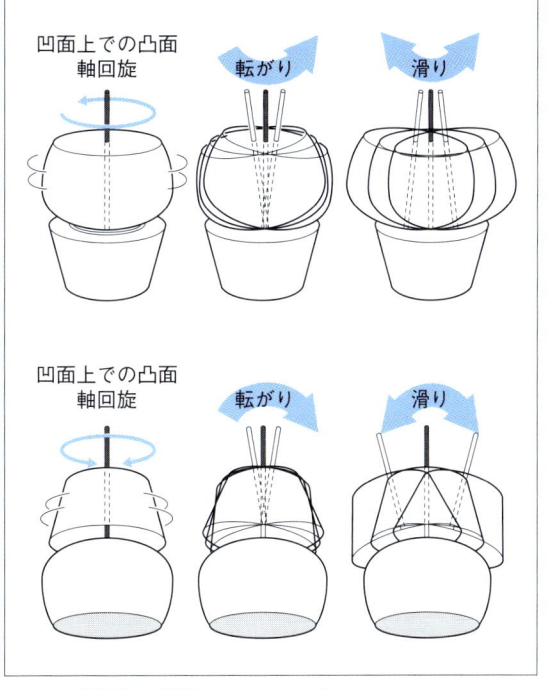

図2 副運動の分類（Gould JA, Davis GJ, 1985, 文献2より）

Ⅱ. 運動の評価

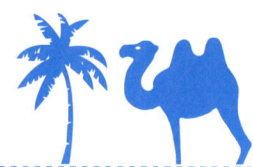

はじめに

運動を評価するにあたっては，患者に直接触れることが多いため同意を得ておく必要があります．実際に運動を評価する際は，症状の重症度と刺激反応性に注意し，徴候と症状の一貫性を見きわめます．また，患者の正常な運動と比較するため，まず健側の評価から始め，患側でも自動運動を優先します．症状の根拠となる障害された組織・器官が適切に推測されるためには，高い評価スキルと推論能力が求められます．

1 自動運動時の評価と着眼点は？

理学療法士の指示によって患者がある方向への自動運動を行う時，観察すべき事項をまとめると以下のようになります．

自動運動時の観察項目
- 患者の努力度や動かすことへの感情
  （例：動かしづらい，動かしたくない等）
- 関節可動域のどの角度で，どの部位に痛みが起こるか
- 可動域が拡大するにつれ，痛みの強度と性質がどう変化するか
- 痛みに対する患者の反応
- 可動域制限の程度
- 運動パターン（リズム，性質）および代償方法
- 関連する関節の運動様式
- 何か制限があればその性質

当然ですが，指示された運動を行うためには，重力に抗して肢節を動かすことができる筋力が必要です．抗重力運動が可能ならば徒手筋力テストで少なくとも「3」のレベル以上であることがわかります．もちろん，神経-筋連関が健全であることも前提条件となります．

これらの観察により，なぜそのような現象が起こるのか推論します．

2 他動運動検査で何がわかる？

他動運動による関節可動域検査では，患者をリラックスさせることが大変重要です．自動運動と他動運動で可動域が著しく異なれば，筋収縮やスパズムの問題，筋の障害（deficiency），神経学的障害，拘縮，過可動性あるいは痛みが原因と考えられます．注意すべき要点をまとめると以下のようになります[3]．

他動運動の観察項目
- 関節可動域のどの角度で，どの部位に痛みが起こるか
- 可動域が拡大するにつれ，痛みの強さと性質はどう変化するか
- 運動の制限パターン
- エンドフィール*
- 関連する関節の運動様式
- 関節可動域の範囲

*次頁参照

コラム②に収縮性組織と非収縮性組織についてまとめました．

可動域制限の原因が関節包である場合，制限パ

ターンがその関節に特有なある方向性をもつことがわかっています．それを関節包パターンとよんでいます．例えば，肩甲上腕関節では外旋，外転および内旋で，この順に制限されやすいのです．原因が関節包以外である場合は非関節包パターンとよびます．非関節包パターンによる制限の原因には以下のようなものがあります．

- 靱帯の癒着
- 関節内障
- 関節外病変（例えば皮膚や筋膜の癒着，筋の炎症）

詳細は成書を参照してください[3,4]．

> **コラム②　収縮性組織と非収縮性組織**
> - 収縮性組織：筋，腱およびその起始・停止部
> - 非収縮性組織：皮膚，皮下脂肪，上皮基底膜，関節包，靱帯，滑液包，血管，軟骨，硬膜など
> - その他：神経組織，骨

3　関節を最終域まで動かした時に伝わる抵抗感とは？

他動的な関節可動域運動時に，制限域付近で手に感じる硬さや動きの質感をエンドフィール(end-feel：最終域感)とよびます．3つの正常な関節のエンドフィールと5つの病的な関節のエンドフィールの関係を表1に示します．

表1　関節のエンドフィールとその具体例

	分類	エンドフィール（患者の反応や手への感触）	例
正常	骨−骨 (bone to bone)	痛みはなく，硬く，弾力に欠けた感覚	肘最終伸展
	軟部組織の圧縮 (soft tissue approximation)	弾力性のある筋が圧迫されて止まる感覚	肘最終屈曲
	組織の伸張 (tissue stretch)	最終域に近づくにつれバネ様の少し硬い弾力感がある	肩外旋，膝伸展，中手指節関節伸展
異常	筋スパズム (muscle spasm) ①早い筋スパズム (early muscle spasm) ②遅い筋スパズム (late muscle spasm)	運動によって誘発され，痛みを伴って急に硬く動きが止まる感覚 ①運動を開始するとすぐに感じる筋スパズム ②最終可動域付近で感じる筋スパズム	①急性期の炎症症状のある関節 ②関節不安定性やイリタビリティ*が高い関節
	関節包 (capsular) ①硬い関節包 (hard capsular) ②軟らかい関節包 (soft capsular)	"組織の伸張"感に似ているが，正常な関節包では起こらない．ふつう筋スパズムも伴わない ①"分厚い"感触があり，滑らかな動きのあと，突然制限される ②初期可動域で抵抗を感じ，最終域に近づくにつれ徐々に強くなっていく	①典型的な慢性化した関節包パターン ②急性期の関節包パターン 滑液包や軟部組織の浮腫，大きな靱帯損傷時の初期可動域でもみられる
	骨−骨 (bone to bone)	最終可動域より手前で骨と骨が衝突して制限が起こる感覚．それまでは正常と同じ	骨棘のある頸椎でみられる
	からっぽの抵抗感 (empty)	運動痛や恐怖心のために突然，運動が止まる．機械的な抵抗による制限ではない感覚．筋スパズムはない	肩峰下滑液包炎の急性期，腫瘍
	バネのように止まる (springy block)	"組織の伸張"感に似ているが，正常では起きないところで跳ね返されるような抵抗が起きる	①膝の半月板損傷後のロックや完全伸展不能の状態 ②肘関節の関節内遊離体 ③いわゆる関節内障

*イリタビリティ：刺激反応性

（Magee DJ，1997，文献3をもとに表を作成）

III. 関節可動域制限因子と評価・治療方法

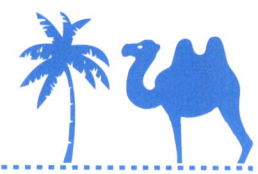

> **はじめに**
> ここでは，関節可動域の制限要因と，それぞれの評価・治療の方法についてまとめます．これまで学んだ解剖学，運動学の知識を確認しながら一緒に考えてみましょう．

1 皮膚の伸張性の低下，他の結合組織や筋との癒着

打撲，切傷，熱傷，手術創などのために皮膚細胞間の接着が強くなり，肥厚して硬くなったり，筋膜などの周辺組織と癒着が起こったりします．そのため関節を動かそうとすると抵抗がかかり，可動域が制限されます．

a 評 価

理学療法士が関節を動かし始めると，患者は「皮膚がつっぱります」あるいは「皮膚が痛いです」と訴えることが多いでしょう．その痛みが創部であることを確かめます．評価では，感染の危険性がないことを確認した後，創部または周辺皮膚を指で押し，硬さや抵抗感を確かめます．

b 治 療

患者の痛みが強すぎないことに注意しながら，上下，左右，斜め方向などに皮膚を引き伸ばしましょう．その時にもう一方の手で他動的に制限方向に動かすことを試みます．急激な伸張ではなく，ゆっくり時間をかけて行いましょう（図3）．

2 動筋の筋力低下，拮抗筋の緊張・短縮

何らかの原因でその**運動方向へ動かす筋（動筋）の筋力が低下**し，動かすことができない場合，しだいに**反対方向に作用する筋（拮抗筋）が緊張し，短縮**します．例えば肘の伸展に制限がある場合，肘伸筋である上腕三頭筋の筋力が低下し，反対に上腕二頭筋が緊張したり，短縮したりします．

a 評 価

肘伸展制限を例にとると，重力に抗した肢位をとらせ，上腕三頭筋の筋力を検査し低下していることを確認します．次に他動的に肘関節を伸展させると，徐々に抵抗感が高まって肘は完全伸展しません．拮抗筋である上腕二頭筋の腱が突然浮き出て収縮したり（**筋スパズム**），伸張痛を訴えたりした場合は，拮抗筋が短縮していることがわかります．

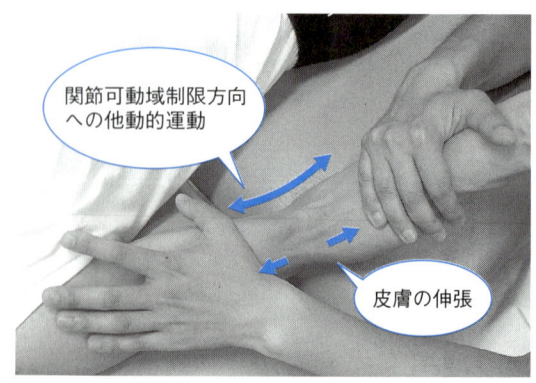

図3 皮膚の伸張と関節可動域制限方向への他動的運動

ⓑ 治 療

筋力が低下している場合は筋力増強運動（4章参照）を行います．拮抗筋の短縮や筋スパズムによる可動域制限が存在する場合は，持続的伸張（スタティック・ストレッチング，3章-Ⅳ参照）による治療方法を試みましょう（図4）．

持続的伸張は，筋を最大伸張したポジションで維持する方法です．通常は痛みが生じる直前のポジションで30～60秒間保持します．**ゴルジ腱器官のⅠb自己抑制**の働きにより，伸張による反射も起こらず，侵襲性が少ないので安全・安心な方法といえます．

3 靱帯や関節包の短縮または癒着

長期間動かさなかったこと（不動）や関節周辺部の手術による場合が多いです．

ⓐ 評 価

制限可動域付近で急に，強く硬い抵抗感を感じます．そこに至るまでの範囲では筋スパズムもみられず，比較的スムーズです．

ⓑ 治 療

このような硬い関節包の病態には**マニピュレーション**などの**スラスト手技**を行うと効果があると報告されていますが，日本では禁じられています．一般には最終域で急激な痛みが発生することが多いため，注意深く低負荷で時間をかけた関節包ストレッチが効果的です．あるいは**関節をゆるみの肢位**（コラム③）に保って，**関節包内運動（関節モビライゼーション）** を行うとよい場合も多く，推奨されます．積極的に可動域の拡大をはかる場合には，最終可動域付近でモビライゼーションする必要もあります（徒手理学療法に関する用語については，次頁コラム③参照）．

4 関節内の損傷（半月板，関節内遊離体）による制限

膝の半月板損傷や野球肘で関節内遊離体がある場合にみられます．

ⓐ 評 価

最終域付近まで他動的に動かすと，特徴的である跳ね返るような抵抗感を感じます．完全な屈曲や伸展ができませんが，その間の動きはスムーズです．

ⓑ 治 療

可動域を改善することは困難です．無理に行うと痛みや炎症を起こし，逆効果です．

5 骨性の制限（骨の形状や関節凹凸面の適合不良）

関節内骨折など，関節面の適合が不整な場合にみられます．

ⓐ 評 価

最終可動域まで他動的に動かすと，関節が何かにぶつかったように突然ロッキングを起こします．

ⓑ 治 療

この場合は理学療法で関節可動域を改善させることは困難であり，無理やり行うことは禁忌です．可動域の範囲内でできる代償動作獲得とADL指導が中心となるでしょう．

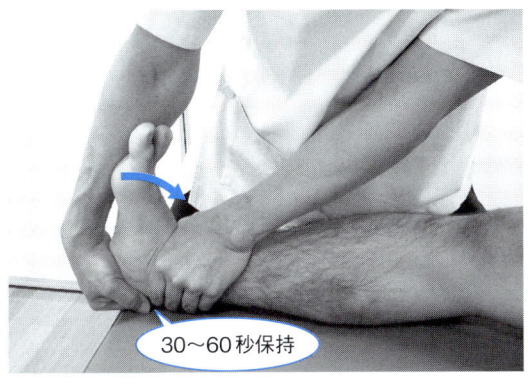

図4　下腿三頭筋の持続的伸張（スタティック・ストレッチング）

コラム③ 徒手理学療法で用いられる言葉の定義と意味を知ろう

- **モビライゼーション**：被動あるいは動員という意味で使われますが，特別な目的のために組織するまたは構成するという意味合いももちます．つまり"アライメントが崩れた構成体を意図的に動かして再構成し整える"ということです．
- **マニピュレーション**：操作あるいは操縦などと訳され，"巧みに操る"という語義があります．しかし，特に日本の理学療法では，グレードVにあたるスラスト（thrust）と同義で使用されます．つまり"突然強い力で押す"ことです．
- **運動のグレード**：どの可動域の範囲で，どの程度動かすか定義したものです．以下に各グレードの定義を記載します．

グレードⅠ：可動域初期の小さな振幅運動
グレードⅡ：抵抗のない範囲で大きな振幅
グレードⅢ：抵抗に入って（50％）大きな振幅運動
グレードⅣ：抵抗に入って（50％）小さな振幅運動
グレードⅤ：最終可動域あるいはそれを越えた範囲でスラスト（thrust＝Manipulation）運動
＊グレードに付記する＋/－について
　－－：R1の範囲内
　－：25％の抵抗範囲
　＋：75％までの範囲
　＋＋：最大抵抗（100％）の範囲

これらをわかりやすくするために図5に図示します．

これはある関節が，正常ではA－Bの可動域があるところで，A－Lまでしか動かない状態（有効可動域）であり，その時に関節を動かしていくと，可動域の2/5あたりから運動に対する抵抗が出現し（R1），制限域に近づくにしたがい急激に抵抗が増大します．最終的には抵抗によって可動域が制限されています（R2）．痛み（P1）は有効可動域の3/4付近から出現し始め，漸増的に増えますが50％にとどまっています（P'）．この例では抵抗が運動制限を規定する最大要因であって，痛みは可動域制限の後半になって出現し，痛みによって可動域は制限されていません．

この図をムーブメントダイアグラムとよび，これによって問題となっている関節の可動性，痛み，こわばりの特徴を表現する（評価）と同時に，治療戦略を立てる際に役立てます．この例では痛みが強くないため，治療のグレードはⅢ⁺またはⅣ程度で積極的に行うほうがよいでしょう．

- **しまりの肢位**：これは「固定位」ともよんでいますが，図6-①のように凹と凸の関節表面の適合度が良好で，関節包や靱帯の緊張が高い状態を指しています．
- **ゆるみの肢位**：図6-②のように，固定以外の位置にお互いの関節がある場合を指しています．モビライゼーションは原則として，しまりの肢位では行わないほうがよいとされています．膝関節が完全伸展したロック状態でモビライゼーションを行っても効果がないことは予測できます．なお，各関節のしまりの肢位とゆるみの肢位については，成書を参照してください[2,3,5]．

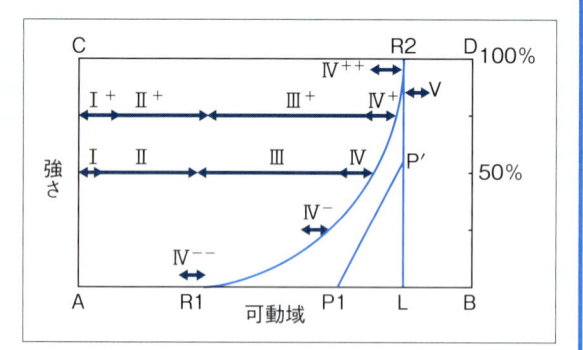

図5　ムーブメントダイアグラムと運動のグレード
A-B：正常な可動域，A-L：患者のもつ可動域，L：制限可動域（Limitation），A-C：患者の訴える痛みの強さ，P1：痛みが生じた可動域（Pain1），P'：制限可動域に到達した時点の痛みの強さ，R1：セラピストが抵抗を感じたときの可動域（Resistance1），R2：抵抗によって可動域制限が生じていることを示す（Resistance2）．R2は抵抗（組織の硬さ，拘縮など）によってL（制限）が規定されたことを示す．

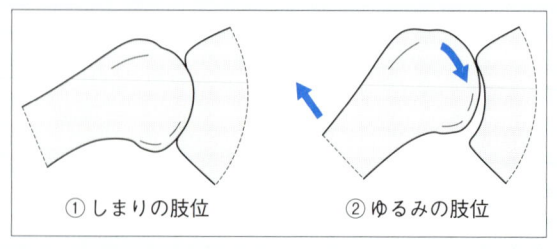

図6　関節表面の適合（Gould JA, Davis GJ, 1985, 文献2より）
①しまりの肢位　②ゆるみの肢位

6 軟部組織の伸展性不良

関節包の微細損傷と伸張性が問題で起こった**肩関節周囲炎の急性期では，可動域の初期から急な強い痛みと抵抗感が生じます**．痛みのために動かさなくなった**拘縮期では関節包，靱帯，筋および腱にも短縮や癒着**が起こり，中間の可動域で硬く強い抵抗を感じる場合が多いです．

a 評　価

病期によって肢節を動かす速さに注意して他動的に動かします．痛みの強い炎症期ではゆっくり動かし，痛みと強いバネ様の抵抗を感じたらその位置で保持するか，または少し戻しましょう．硬さが主体である場合は，抵抗感が強くなった位置で保持し，その肢位での関節包内運動を評価します．

b 治　療

さまざまな可動域改善方法が考えられますので，病態に応じて適切な治療手段を選択することが重要です．痛みが強い時期は刺激の少ない関節可動域初期の角度で，関節包内運動を行うことも可能です．自動運動を中心に行い，痛みが生じる直前までゆっくり時間をかけて行います．

また，急性期を過ぎたら，さまざまな方法で積極的に関節可動域を拡大する手段を適宜選択します．最も理学療法の対象となる頻度が高い病態といえます．

7 痛み（熱感，腫脹，浮腫などの炎症症状）による制限

痛みのために筋収縮が起こり，急に抵抗が増して運動が止まります．損傷組織に刺激が加わって生じる**痛みに対する自己防御反応（muscular guardingともいう）**です．関節運動に関与するさまざまな組織・器官の損傷が考えられます．

a 評　価

関節可動域の初期で起こる場合と最終域で起こる場合があります．急性期の炎症症状が強い時は前者です．**動揺性関節**では不安定性が生じる可動域付近で，その運動を止めようとする急な筋収縮が起こります．その反応を評価する必要があります．

b 治　療

防御性の筋収縮があまりに強い場合は，緊張したその筋のリラックスを先行させると有効なことがあります．通常は痛みを最小限に抑制し，肢節を十分保持しながらさまざまな方法で可動域改善を図ります．自動運動を優先して行い，可動域を維持することが効果的です．

また，痛みを軽減する手段として物理療法を併用し，その後に関節可動域運動や運動療法を行うことも推奨されます．動揺性関節では安定性（スタビリティ）を改善するための運動学習がよいでしょう．

Ⅳ. いろいろな ストレッチングの方法

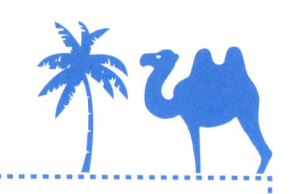

はじめに

関節可動域の改善や柔軟性の獲得を目的にストレッチングを行うことがよくあります．「柔軟性がある」と表現する場合，解剖学的な関節可動範囲を意味する関節可動域と筋・腱の伸張性の両方が十分であることを意味しています．

ストレッチングエクササイズは，**方法によってはアスリートのパフォーマンス能力を高めるウォームアップ，血流増加および傷害予防**として用います．また筋の緊張を低下させ，**クールダウン**時に用いて**疲労を回復**させる効果もあります．さらには**拘縮予防**として理学療法治療やホームプログラムで適用します．いくつかの方法をここで紹介しましょう．

1 スタティック・ストレッチング

最大限に筋が伸長された肢位で一定時間（10〜60秒）保持する方法です（p.25 図4）．事前に軽くエクササイズして体温を上昇させてからストレッチングすると，筋損傷が少なくなります．5分間の持続的ストレッチングでは筋線維ではなく，結合組織の伸張性が増加するという報告もあるため[6]，状況に応じた適切な持続時間については今後の研究が待たれるところです．大切なポイントは，**筋の解剖学的走行と伸張方向が一致している，起始部と停止部がしっかり固定されている**ことです．また，無理に勢いをつけて伸長することがないよう時間をかけて，**漸増的に伸長する**ことが大切です．

2 バリスティック・ストレッチング

ストレッチングの際に，**反動をつけて行う方法**です．自分で行うこともできますが（図7），理学療法士が手伝って行うこともできます．これは主にスポーツ選手などが競技直前に筋への刺激（筋紡錘への動的伸張）によって興奮閾値を下げ，パフォーマンスを高めることを目的に行います．したがって，アスリートなどを除き一般には取り入れる機会が少なく，方法を誤ると**筋損傷を招くことがあるため注意しましょう**．

3 筋収縮を利用したストレッチング[7,8]

a コントラクトリラックス

この手技の特徴は，伸張性に制限のある筋に対

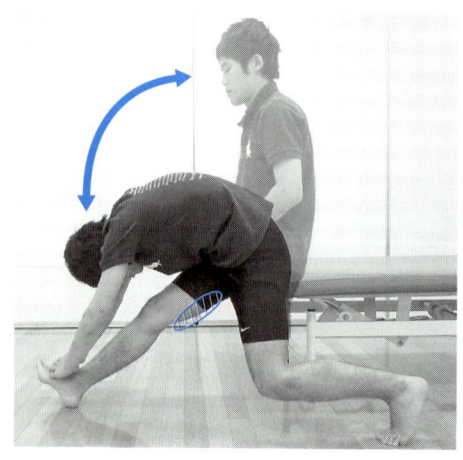

図7 ハムストリングのバリスティック・ストレッチ

して抵抗をかけて等張性収縮をさせた後，リラックスさせ，さらに可動性拡大の方向に肢節を動かすことです．具体例としては，図8のように股関節伸展・内転・外旋方向に抵抗をかけて収縮させ（①），いったんリラックスさせた後（②），股関節屈曲・外転・内旋方向に可動域を広げるようにします（③）．また肘関節では，回旋や内・外転は含めず，単純に肘関節屈筋に抵抗をかけながら等張性収縮させ，リラックスさせ，その後に他動的に肘伸展方向へ可動域を拡大させることもできます．

b　ホールドリラックス

最終可動域の手前もしくは痛みを生じない角度で拮抗筋に抵抗をかけて等尺性収縮（最低5秒間）を行わせた後，リラックスさせ，制限方向への可動域拡大を図る方法です．痛みの軽減と可動域の拡大が目的です．例えば股関節屈曲・外転・内旋が制限されている場合，図9のような肢位で股関節伸展・内転・外旋方向へ等尺性抵抗をかけて収縮させ（①），その後リラックスさせ（②），拡大した屈曲・外転・内旋可動域を獲得する（③）ことができます．股関節屈曲可動域の拡大では，単純に股関節屈筋（腸腰筋など）に対し，抵抗をかけることもできます．

c　スローリバーサルホールド

相反する関節運動方向への等張性収縮を行っている（スローリバーサル）間に，等尺性収縮を加える方法です．例えば，単純に膝関節の屈曲可動域が制限されていると仮定すると，はじめに膝屈曲の最終域まで抵抗に抗して自動で動かしてもらい（ハムストリングの等張性収縮，図10-①），最終域で拮抗筋である大腿四頭筋の等尺性収縮をさせます（2〜6秒間，図10-②）．その後，抵抗に抗してハムストリングの等張性収縮を促し，膝屈曲可動域を拡大させます（図10-③）．屈筋の筋力増強と膝関節の安定化もねらっています．

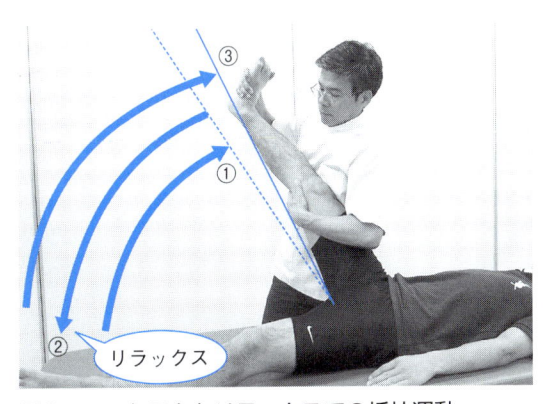

図8　コントラクトリラックスでの抵抗運動

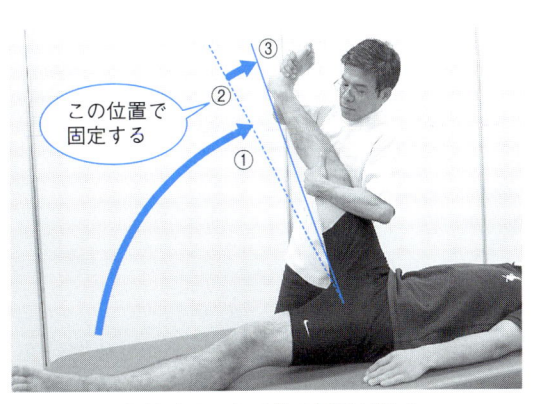

図9　ホールドリラックス後の可動域拡大

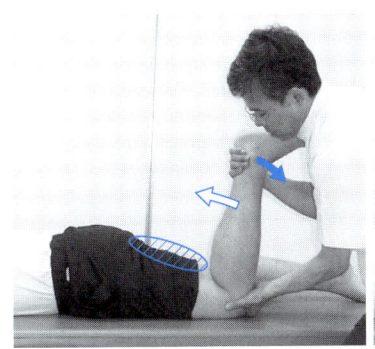

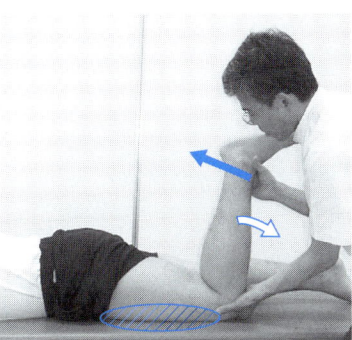

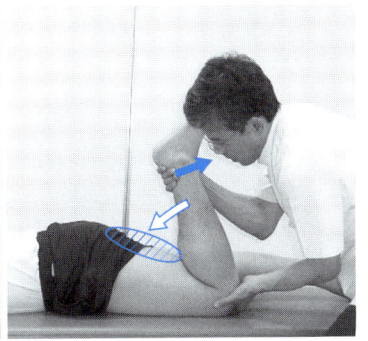

図10-①　ハムストリングの等張性収縮

図10-②　最終域での大腿四頭筋の等尺性収縮

図10-③　ハムストリングの等張性収縮による関節可動域拡大

V. 自動的な関節可動域運動

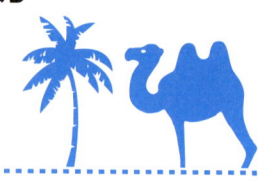

> **はじめに**
>
> 自分で行う関節可動域運動には実にさまざまな方法があります．ベッドサイドや自宅で行う方法を患者に指導することもきわめて重要です．その方法をいくつか示します．

1 足関節背屈

椅子などの端から踵を出して片足をのせ，手で足関節を背側から押し込みながら体重を前方にかけ，足関節を背屈させます．同じ姿勢で膝関節の屈曲可動域拡大も行えます（図11）．

2 膝伸展

腹臥位で膝蓋骨周辺にタオルをあて，圧迫による痛みを回避します．重力を利用して，時間をかけて伸展させます（図12）．

3 頸椎伸展

タオルを用いて，自分の力で頸椎の椎間関節副運動を導きながら伸展可動域を拡大させる方法です．痛みが生じない場所にタオルの縁をあてること，引っ張る方向を両眼の視線方向とすることに注意します（図13）．

4 頸の伸展・側屈・回旋

疼痛の軽減と可動域拡大を目的に自動介助運動を行います．運動方向は図14のようにタオルの縁を該当する頸椎に適切に位置させ，両手を用いて頸を伸展・側屈，左回旋させます．その肢位をしばらく保持してストレッチします．

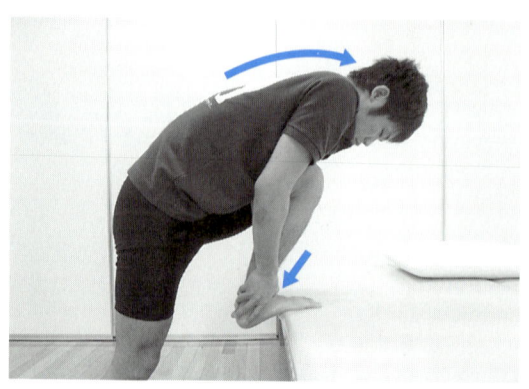

図11 自分で行う足関節背屈運動

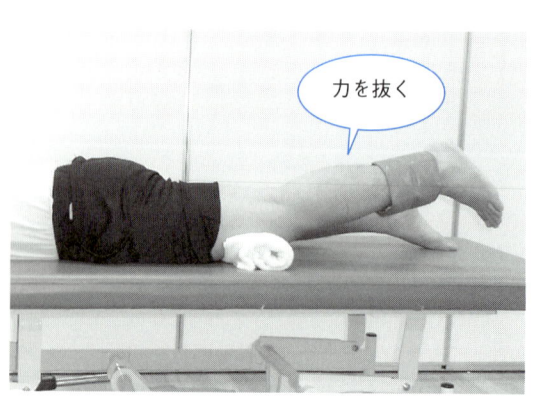

図12 重力を利用した膝伸展可動域拡大

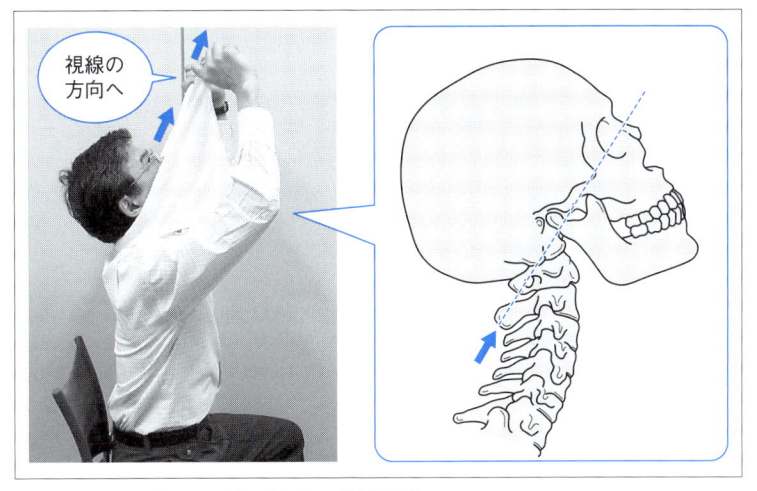

図13　自分で行う頸椎の伸展可動域運動

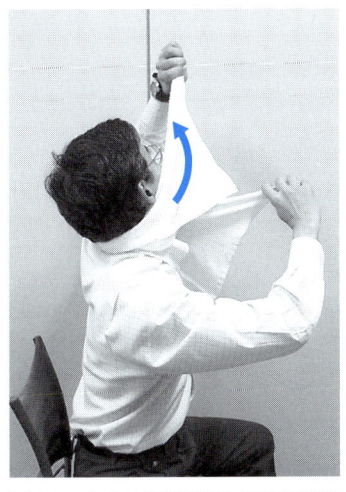

図14　自分で行う頸椎の複合運動

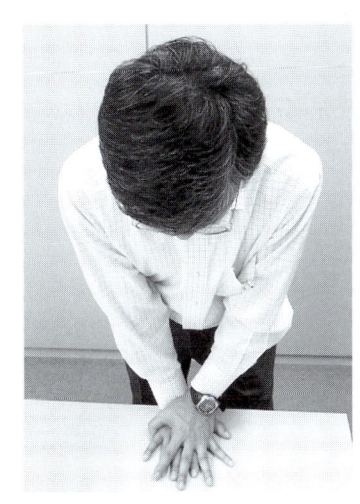

図15　非麻痺側の手による麻痺側手関節の背屈

5　手関節背屈

　手掌をテーブルにつき，他方の手で背屈方向に押しながら体重をかけ，手関節を背屈させます．体重のかけ具合，方向なども加減できます（図15）．

　ここで紹介した方法はごく一部にすぎません．患者の状態に合わせて，さまざまな方法を工夫してみましょう．

VI. 他動的な関節可動域運動

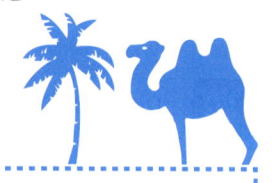

> **はじめに**
>
> 　関節拘縮などによる可動域制限に他動運動を実施する場合，解剖学，運動学の知識に基づいた正しい評価がきわめて重要です．理学療法士は，保持，固定，運動の方向，範囲，スピード，強さ，回数などの因子を適切に設定します．ここでは各関節に適した基本的方法について説明します．

1　上位頸椎側屈・回旋（臥位）

　図16は，両母指で下顎骨部分を保持し，後頭部（右手）・上位頸椎（左手）を操作して上位頸椎を左に側屈させ，さらに回旋を加えているところです．

　このように頸椎のある部分的な髄節を動かす場合，他の髄節は可能な限り中間位をとることが大切です．この方法を応用し，中位，下位頸椎も同様のコンセプトで動かすことが可能です．

　図17は座位で中位頸椎の側屈を行っているところです．この場合，対象者の表情を見るためにも前方から行ったほうがよいでしょう．

2　肩関節屈曲

　理学療法士の右手は患者の肘関節部をぐるりと取り囲むように回し，左手は肩甲上腕関節にあて，それぞれ下から保持します．この肢位をとれば，理学療法士はどの方向にも患者の肩関節を操作できます．腕全体で支えることが重要です（図18）．

3　肩甲上腕関節の外転

　肩甲上腕関節の可動性が少ない対象者の肩外転運動を行う場合，肩甲骨が過剰に上方回旋しないように抑制する必要があります．図19では肩甲骨を固定する方法を示しています．

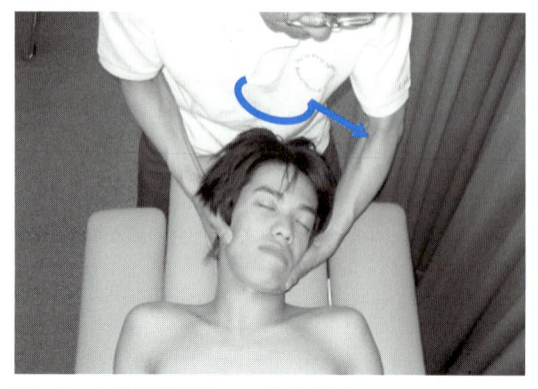

図16　上位頸椎側屈・回旋（臥位）

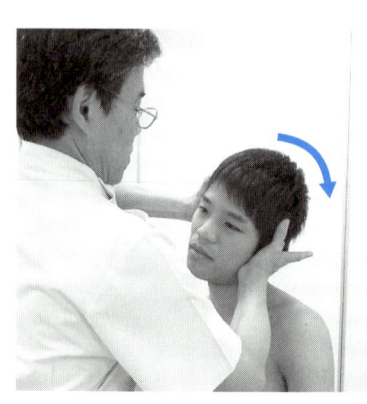

図17　上位頸椎の側屈

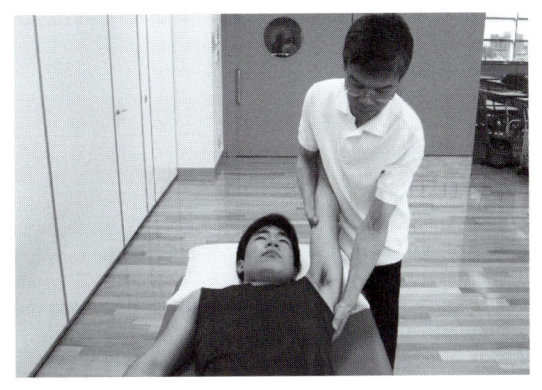

図18　肩関節屈曲

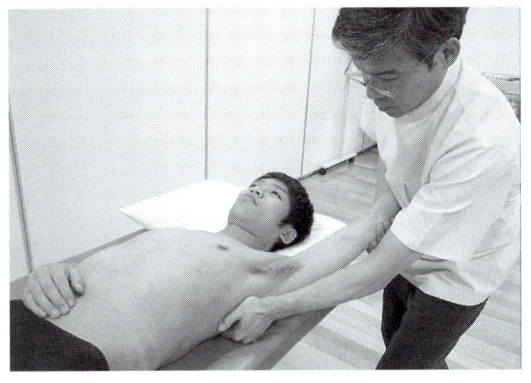

図19　肩甲上腕関節の外転（肩甲骨固定）

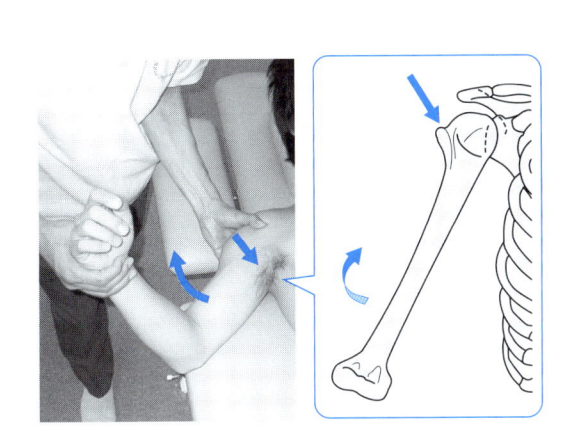

図20　肩甲上腕関節の外転・外旋（上腕骨頭下制）

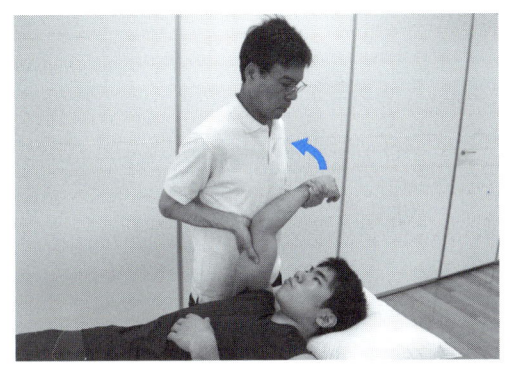

図21　肩屈曲位での外旋

4 肩甲上腕関節の外転・外旋

可動域が制限されやすい方向であり，上腕骨頭が肩峰にぶつかる**インピンジメント（impingement：衝突）**がよくみられます．骨頭の過度な挙上を抑制しつつ，外転・外旋運動を行いましょう（図20）．

5 肩屈曲位での外旋

肩甲上腕関節は3軸関節ですから，複合的な動きをします．図21のように90°屈曲位からさらに外旋することも治療では必要になります．**対象者の肢節の保持の方法は，患者と理学療法士との相対的な体格，可動域制限や痛みの程度などで決まってくる**ため，これが唯一の方法ではないことを理解しておいてください．

6 肩関節後方滑り

肩関節90°屈曲・軽度外転位での後方滑り運動です．正常ならば**骨頭の中心化**（上腕骨頭の位置が関節窩のほぼ中央に位置する現象，コラム④）がみられますが，これが逸脱している場合（図22の場合は前方変位している）は，正しい位置に戻すようにします．

7 肩関節離開

肩甲骨関節窩（凹面）に対して上腕骨頭（凸面）を垂直に引き離すことです．したがって肩外転角度によって関節窩の関節面が変化するため，それ

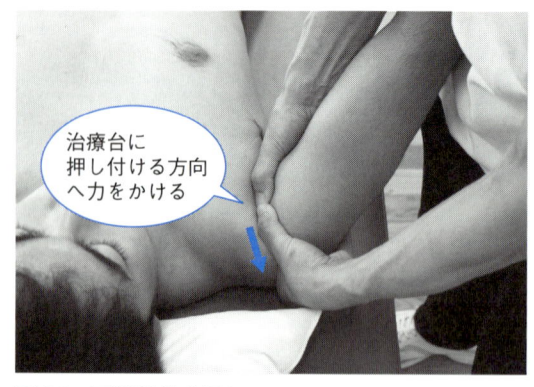

図22　肩関節後方滑り（治療台に押し付ける方向へ力をかける）

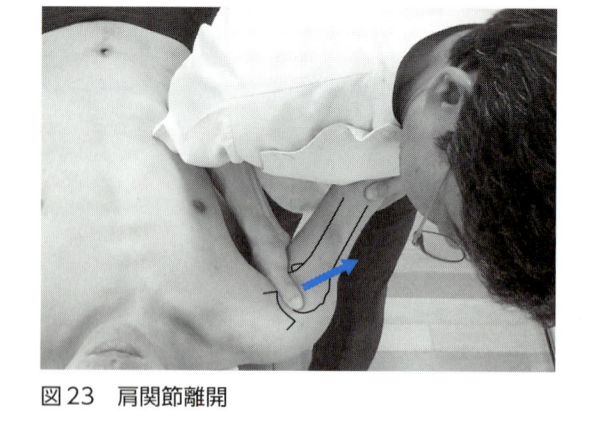

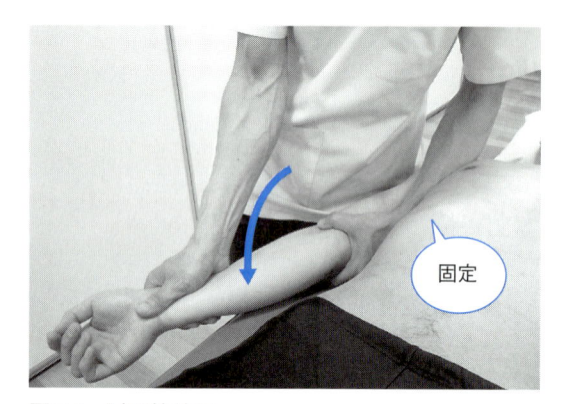

図23　肩関節離開

図24　肘関節伸展（固定）

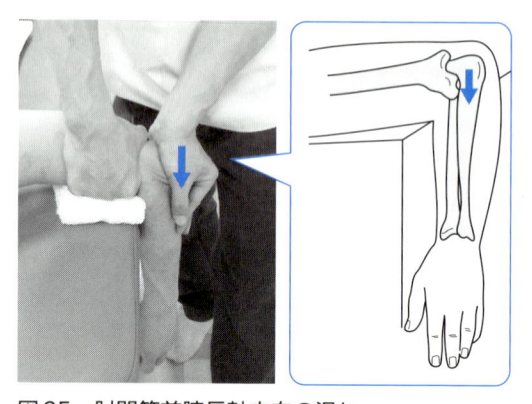

図25　肘関節前腕長軸方向の滑り

に合わせて引き離す方向を変化させます（図23）．

8　肘関節伸展

　肘関節の屈曲拘縮がある場合に，肘関節を他動的に伸展させると，上腕骨近位端が引っ張られて肩の前方突出が起こります．図24では理学療法士の肘を使ってこれを抑制しながら肘を他動的に伸展させています．ここでも近位部の固定が重要です．

9　肘関節前腕長軸方向の滑り

　肘屈曲90°の腹臥位で，肘頭に前腕長軸方向の滑りを加え関節間隙を拡大させます．これによって関節副運動を改善させます（図25）．

コラム④　骨頭の中心化

　正常な肩甲上腕関節の運動は，上腕骨頭が常に肩甲骨関節窩のほぼ中央に位置するようにコントロールされているといわれています．例えば肩外転時のインピンジメントは，外転に伴って下方滑りが起こらず，大結節が肩峰下に衝突することが原因の1つです．これは骨頭の中心化障害といえます．しかしインピンジメントに関する近年の研究では，その病態もさまざまであることが報告されています．

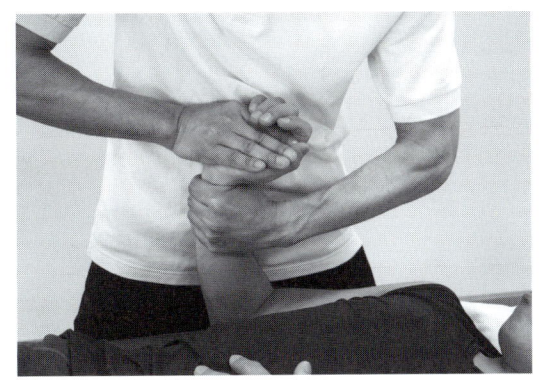

図26　手関節背屈

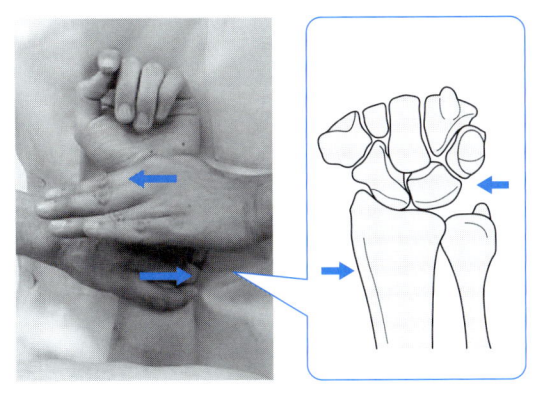

図27　橈骨手根関節橈側滑り

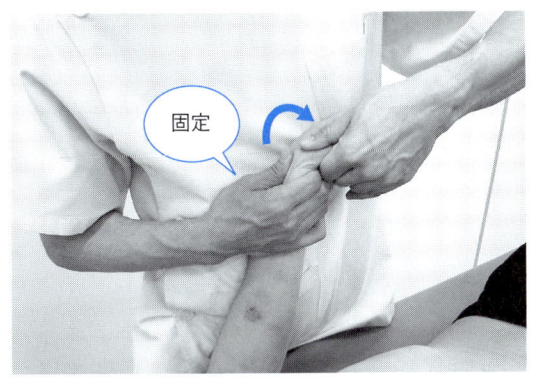

図28　母指中手基節関節屈曲

> 🌱 **コラム⑤　関節面の位置異常**
>
> Brian Mulliganによって定義された概念です．痛みと可動域制限のない関節においては相対する関節面同士の適合は良好です．一方，関節機能に異常を認める場合，両方の関節面の相対的な位置関係が正しくない状態に陥っていると仮説を立て，それを位置異常としました．彼らは，正しい位置に整えたうえで自動的関節運動を行うと疼痛が除去され，可動域が拡大すると考え運動併用モビライゼーションを行うと改善することが多いことを報告しています[6]．

10　手関節背屈

　手関節背屈が障害されると床やテーブルに手をつく，椅子から立ち上がるときに椅子を押すなど，日常生活動作が難しくなります．痛みがある時期では関節を圧迫（approximation）すると痛みが増強するため回避する必要があります．図26では理学療法士の右手全体で天井方向へ引き上げるように牽引した後，母指で背屈力を加えています．痛みが軽減するにしたがい，徐々に圧迫をかけていきます．

11　手関節橈側滑り

　理学療法士の左手の水かき部分で尺側から近位手根骨（舟状骨・月状骨・三角骨）に圧迫を加え，橈側へ滑らせます（図27）．このように滑りを加えている間に対象者に自動運動させることもできます．これは**運動併用モビライゼーション**（Mobilization with Movements：MWMs）とよばれ，関節の凹面と凸面の間で**位置異常**（positional false）がある場合に有効です（コラム⑤）．

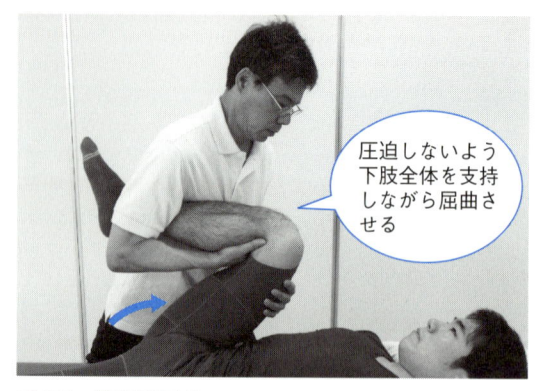

図29　股関節屈曲

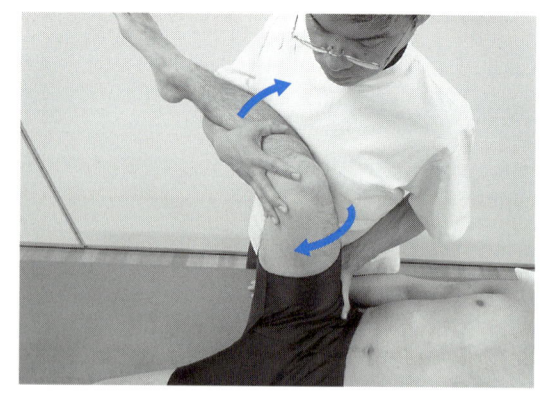

図30　股関節屈曲位での内旋

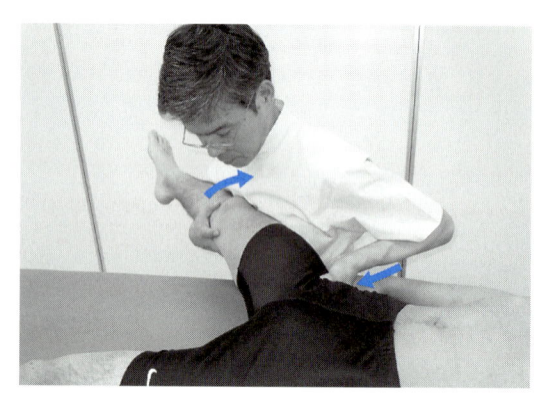

図31　股関節外転

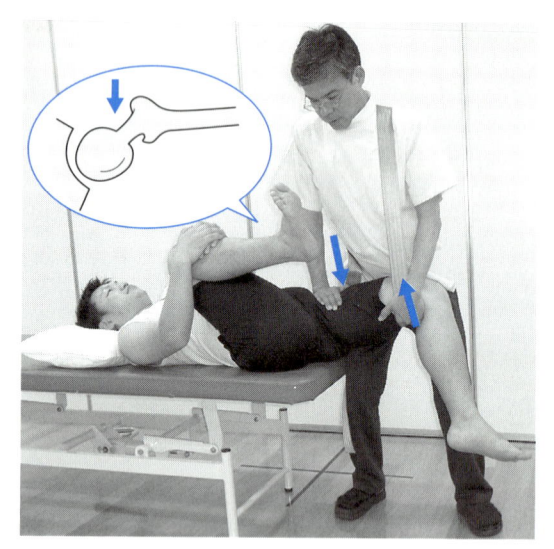

図32　股関節後方滑り

12 母指中手基節関節屈曲

母指の中手骨と基節骨間での屈曲運動です．同じ把持方法で伸展，各方向への滑り運動を行うこともできます（図28）．

13 股関節屈曲

下肢は重量があります．対象者に力があれば十分保持できますが，痛みなどがあると空中に保持しておくことが難しい場合もあります．全体に下肢では理学療法士による支えがより必要になってきます．理学療法士は自分の体幹を使って下肢全体を支持します．圧迫を加えると鼡径部あたりに不快感や痛みを訴える場合が多いので気をつけましょう（図29）．

14 股関節内旋

股関節90°屈曲位での内旋です．理学療法士は身体全体で下肢を把持し，そのまま内旋させます（図30）．

15 股関節外転

対象者が若い場合，背臥位で股関節を外転させると下肢全体がベッドからはみ出てしまいます．したがって理学療法士は体幹を使って保持力を高める必要があります．左手は股関節から骨盤にあ

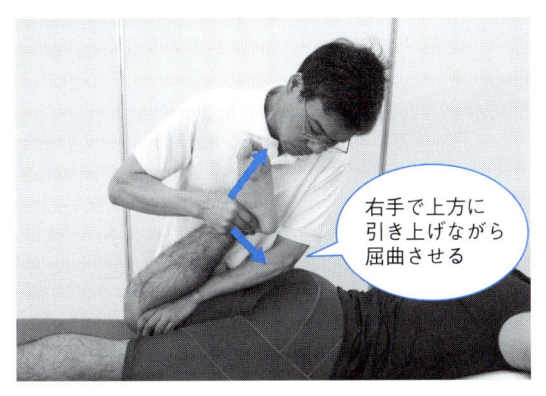

図33 膝関節屈曲

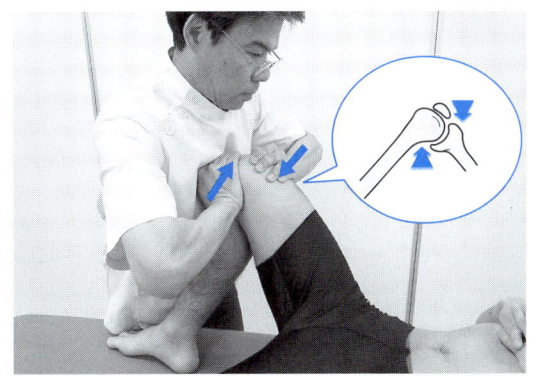

図34 膝関節屈曲（外側滑りの副運動を伴う）

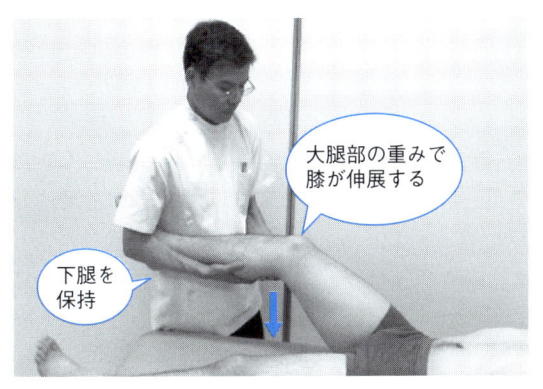

図35 重力を利用した膝の伸展

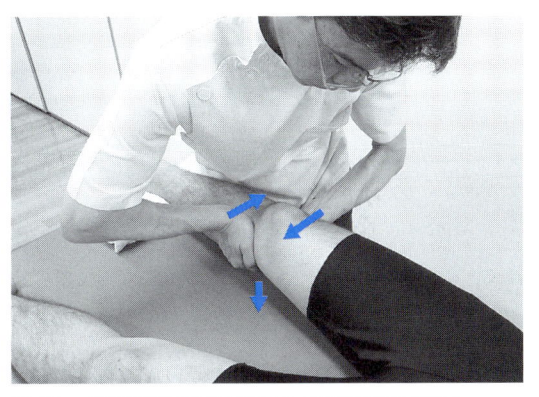

図36 膝関節伸展（外側滑りの副運動を伴う）

て，代償（骨盤引き上げ）を抑制する必要があります（図31）．

16 股関節後方滑り

　大腿骨頭が臼蓋に対して後方に滑る運動を促します．股関節は球関節で，肩甲上腕関節より関節の遊び (joint play) は少ないのですが，そのわずかな動きが制限されると生理学的運動にも障害が生じます．ここでは対象者の左股関節部がベッドからはみ出るくらいまで下端に位置させ，鼡径部を手掌で後方に圧迫し骨頭を後方に滑らせます（図32）．図32はベルトを使用した方法で，理学療法士が楽に実施できます．

17 膝関節屈曲

　腹臥位で一方の手で大腿骨遠位端を固定し，他方の手で下腿を介して膝関節を屈曲させます（図33）．この場合も関節に圧迫力があまりかからないように，下腿を牽引するようにしながら行うと痛みが軽減されます．

18 膝関節屈曲（外側滑りの副運動を伴う）

　大腿骨顆と脛骨関節面での位置異常があると正しい生理学的関節運動が起こらないという仮説に基づき，滑り運動を加えながら自動運動を行う方法です（図34）．大腿骨に対して脛骨が内側へ位置異常が起きていると想定し，外側への他動的滑り運動を加えている間に自動屈曲運動を行い，さらに理学療法士の身体を用いて膝を屈曲させてい

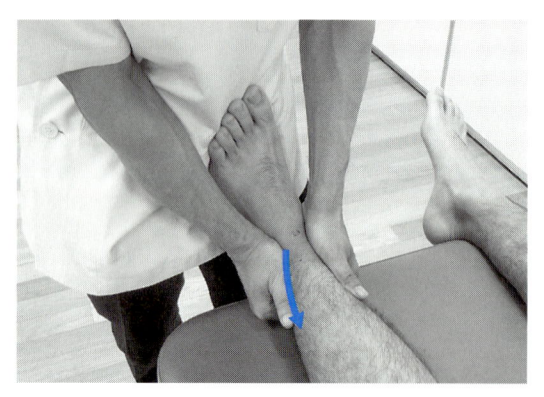

図37　下脛腓関節背側後上方滑り

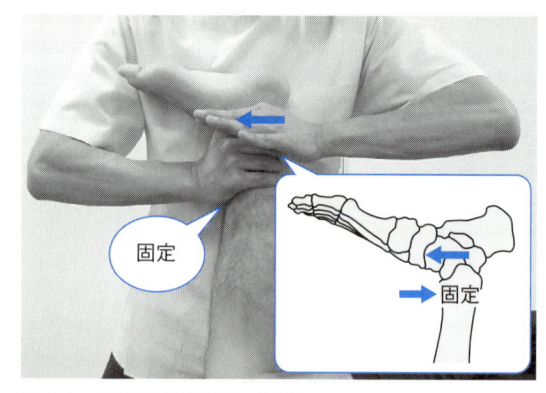

図38　距腿関節距骨前方滑り

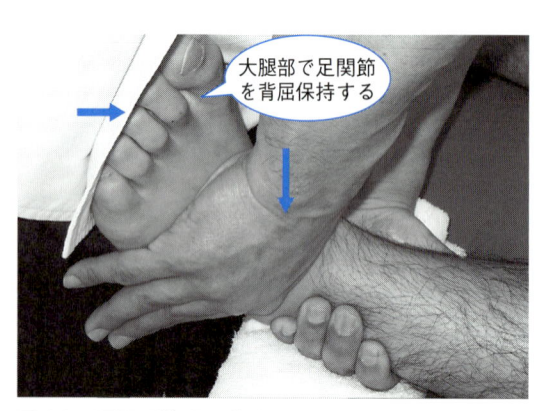

図39　距腿関節距骨後方滑り

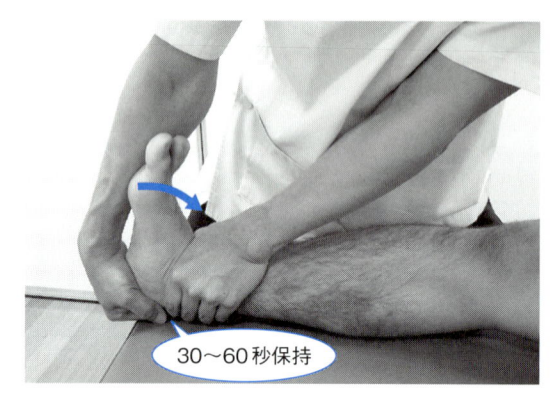

図40　足関節背屈

ます．痛みが起こらない範囲においてこの他動的運動を加えることができます．

19 膝関節伸展

重力を利用した方法を紹介します．空中に対象者の下肢を持ち上げ，理学療法士はこれを保持します．リラックスさせ，大腿部の重みを利用して徐々に膝関節を伸展させます（図35）．伸展方向への痛みが強い場合，時間をかけてゆっくり行うと効果的です．

20 膝関節伸展（外側滑りの副運動を伴う）

脛骨の外側滑りを加えながら自動伸展運動を行うこともできます（図36）．膝が両側ともに過伸展している女性が多いですが，その場合は健側と同じ可動域を確保するために患側踵にタオルを置いて最終伸展域で他動伸展させると，可動域拡大が効果的に行えます．

21 下脛腓関節背側後上方滑り

足関節内反捻挫に効果がある手技です．内反捻挫では下脛腓関節と距骨間の位置異常が原因であり，足関節外側の靭帯が引き伸ばされているのではないという理論に基づいた手技です（図37）．急性期でも効果的な手技で，効果は多く報告されています．

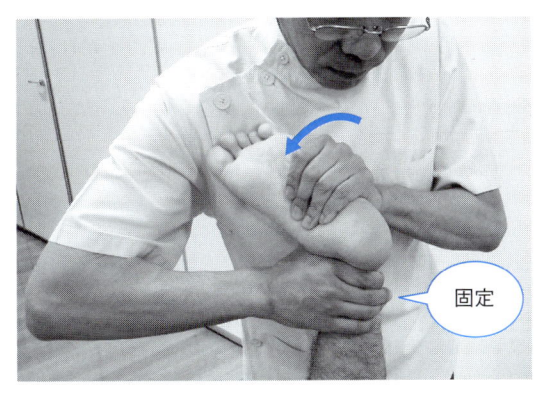

図41　足関節内反

23 距腿関節距骨後方滑り

踵部をベッド端から出した背臥位で，理学療法士の水かき部を用いて距骨を前方から床方向へ滑します．同時に大腿部で足底を背屈方向へ保持しておきます（図39）．

24 足関節背屈

図40が典型的な方法です．下腿の固定が重要です．アキレス腱が十分伸張されるまで時間をかけて背屈します．

22 距腿関節距骨前方滑り

腹臥位をとらせ，理学療法士は後方から距骨を前方に押して滑らせます．足関節底屈運動時に距腿関節においては距骨が前方回転し滑る必要があります（図38）．

25 足関節内反

腹臥位で距骨下関節を内反させます（図41）．
距骨を含めた近位をしっかり把持固定します．腹臥位で膝を屈曲させたこの肢位では足部がよく観察でき，操作しやすいのです．

> **コラム⑥　腰椎椎間関節前方滑り**
>
> 腹臥位で，腰椎椎間関節を構成する2椎体間での可動性を拡大する手技です．上位椎体棘突起を腹側（前方）に圧迫すると上位椎体の下関節突起の椎間関節面と下位椎体の上関節突起の椎間関節面で圧迫と滑りが生じます．また，この場合の上位椎体の上関節突起とさらに1椎体上位の下関節突起間では離開運動が起きます．この2つの作用によって椎体間の動きが拡大することを原理としています．これを他動的椎間関節副運動（Passive Accessory Inter-Vertebral Movements：PAIVMs）とよんでいます．これは四肢の関節でいう関節副運動に相当します．

> **コラム⑦　仙骨の起き上がり**
>
> 寛骨に対する仙骨の後方回旋です．仙腸関節はわずかながら動きがありますが，そのわずかな動きに左右差や動きの逸脱があると問題を生じます．仙腸関節の運動は複雑です．また報告者によっても異なりますので，詳細は成書を読んで理解されることをお勧めします．

Ⅵ　他動的な関節可動域運動

Ⅶ. 装置を用いる関節可動域運動

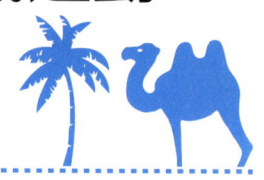

> **はじめに**
> 　可動域を確保する必要がある関節に対し，重力や健側の筋力を利用したり，装置による機械的な力を適用して可動域を改善する方法があり，臨床でもよく用います．ここではCPM，プーリー，起立台の活用法について説明します．

1 持続的他動運動（CPM）装置を用いる方法

　持続的他動運動（CPM：Continuous Passive Motion）装置とは，**関節拘縮**や**軟部組織の癒着**を防止し，関節可動域の改善を図る装置です．設定した関節可動域内を設定した運動速度，運動時間で持続的に動く装置に下肢や上肢をセットし，他動的に運動させます（図42）．手術直後から関節可動域運動ができることから，1970年代後半から急速に普及しました．術直後は毎秒1°以下のスピードに設定することが多く，1日1～2時間，2～3週間の使用をめどに行います．

持続的他動運動（CPM）装置を用いた関節可動域運動の効果
① 関節拘縮の予防
② 創の治癒促進
③ 疼痛の軽減
④ 腫張の軽減
⑤ 軟骨の修復促進

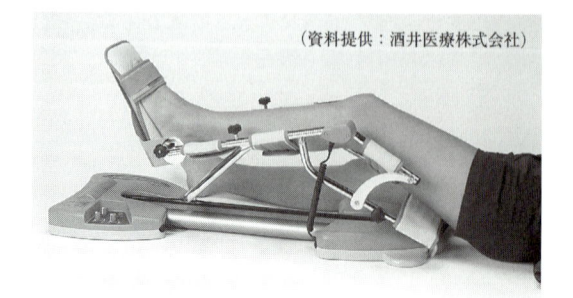

図42　持続的他動運動（CPM）装置（下肢用）
（資料提供：酒井医療株式会社）

2 滑車（プーリー）を用いる方法

　滑車を天井フックや床，側壁または懸架台などに取り付け，関節可動域練習の他，ストレッチング，錘を負荷した等張性筋力増強トレーニングを行います（図43）．取りはずしが容易ですが，ロープとグリップが安全にしっかり固定されていることを確認してください．また負荷を自由に変更できるメリットや方向を工夫できる多用性がありますが，

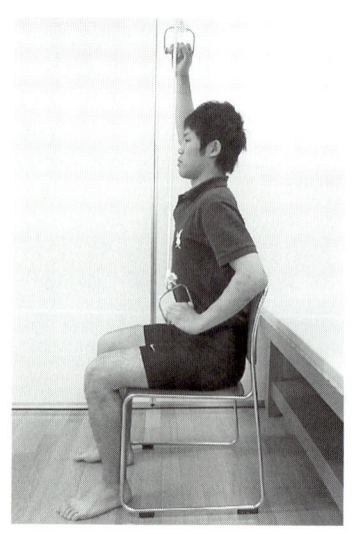

図43　滑車を使用した肩関節の自動屈曲運動

一方で使用方法を誤ると（例えば非麻痺上肢で麻痺側肩関節を反動をつけて激しく動かすなど）疼痛誘発の原因となる場合もありますから，運動速度，回数，可動範囲などを詳細に設定し，注意して使用します．

3 起立台を用いる方法

自分の体重を利用して，足関節の他動的背屈運動を行うことは臨床場面でもよく見られます．壁などを利用した簡易型から，電動式の起立テーブ

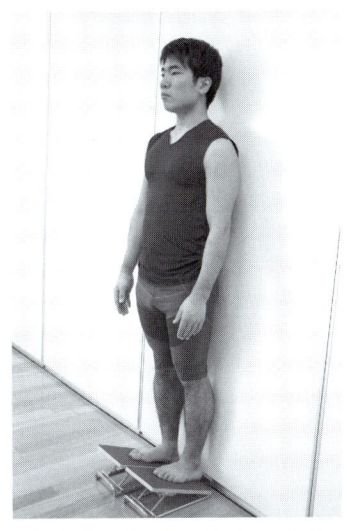

図44-①　壁を利用した足関節の他動背屈

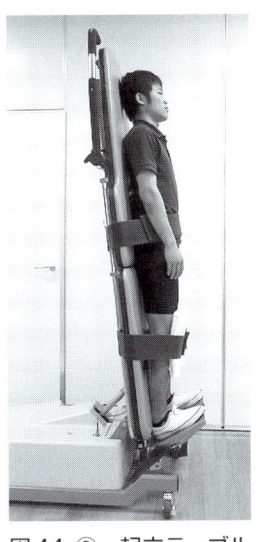

図44-②　起立テーブルによる足関節の他動背屈

【ケーススタディ】　急性期左足関節捻挫への理学療法

患者：20歳の女性．

患者はバスケットボールの部活動で度々両側の足関節を捻挫した．今回もバスケット練習中に左足関節を捻挫し，直ちにアイシングと安静固定を実施したという．その後，冷湿布を施行し歩行が可能となったため，跛行しながらも電車で帰宅し，整形外科を受診した．前距腓靱帯の部分断裂が疑われたが，内反捻挫と診断され理学療法処方となった．

左足部は腫脹し，熱感もあった．左外果下端部から足背にかけて広範囲に強い痛みがあり，皮下出血も認めた．足関節の底屈・内反方向の自動運動は痛みにより可動域は1/3程度に制限され，荷重時の痛みも訴えた．内反捻挫では前距腓靱帯などにより腓骨下端が前下方に移動し，いわゆる腓骨の位置異常を呈することが多いという報告があることから，図37に示すような下脛腓関節の背側後上方への滑り運動を行うこととした．

背臥位をとらせ，両手掌部で内果・外果を包み込むように把持し，母指球基部で腓骨下端全面を捉え，背側後上方で圧迫を加えた．5分後，中等度の圧迫でも痛みが軽減したことを確認した．その後，圧迫したまま患者に足部を底屈・内反方向へ自動運動するよう指示した．恐怖心と軽度の痛みを伴ったものの，徐々に大きな可動域で自動運動を行えるようになった．この自動運動には，腓骨下端から起こり遠位に付着する靱帯や軟部組織の伸展性を維持する目的がある．

運動終了後，立位で荷重をさせたところ痛みは軽減されており，歩くことが容易となった．ロフストランド杖を処方，歩行を指導し，同時にテーピングとアイシングを継続するよう伝え，終了とした．

急性期の足関節捻挫においても，的確な理学療法により症状を軽減することができることを学んだ症例である．

ルなどさまざまな機種があります（図44-①，②）．アキレス腱の持続的ストレッチとしても有効です．

第3章　文　献

1) 沖田　実（編）：関節可動域制限―病態の理解と治療の考え方―．三輪書店，2008．
2) Gould JA, Davis GJ：Orthopedic and Sports Physical Therapy 2nd ed. St Louis, Mosby, 1985.
3) Magee DJ：Orthopedic Physical Assessment 3rd ed. Saunders, 1997.
4) James H, Cyriax J：Textbook of Orthopedic Medicine Vol 1, Diagnosis of Soft Tissue Lesions 8th ed. Bailliere Tindall, 1982.
5) 奈良　勲・他（編）：系統別・治療手技の展開　改訂第2版．協同医書出版社，2007．
6) 市橋則明：骨格筋研究．理学療法学，37（Suppl, no1）：120，2010．
7) 市橋則明（編）：運動療法学　障害別アプローチの理論と実際．文光堂，2008．
8) Adler SS, et al：PNF in Practice an illustrated guide. Springer-Verlag, 1993.

4章 筋力増強運動

Ⅰ．筋力低下の評価方法
Ⅱ．筋力低下に対する運動療法の基礎理論
Ⅲ．筋力増強練習の方法

I. 筋力低下の評価方法

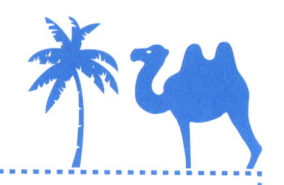

> **はじめに**
>
> 私たちが日常生活を円滑に送るためにはさまざまな身体活動をスムーズに行うことが必要です．身体の機能的運動を実現している筋を働かせる能力は**筋パフォーマンス**ともよばれています．筋は張力を発揮して収縮を持続させ，日常生活や活動に必要な身体的要求に応えなければなりません．
> 筋パフォーマンスは，**筋力**，**パワー**，**筋持久力**の3要素に分類することができます．このうちの1つでも障害されると，身体の機能的制限，活動の制約を招きます．したがって活動的な生活を維持，または取り戻すには筋力低下を予防し，筋力を回復させることが重要です．

筋力増強にあたり，ターゲットの筋がなぜ筋力低下に陥ったかという原因を突き止める必要があります．そのためには筋力低下に関する知識が必要です．

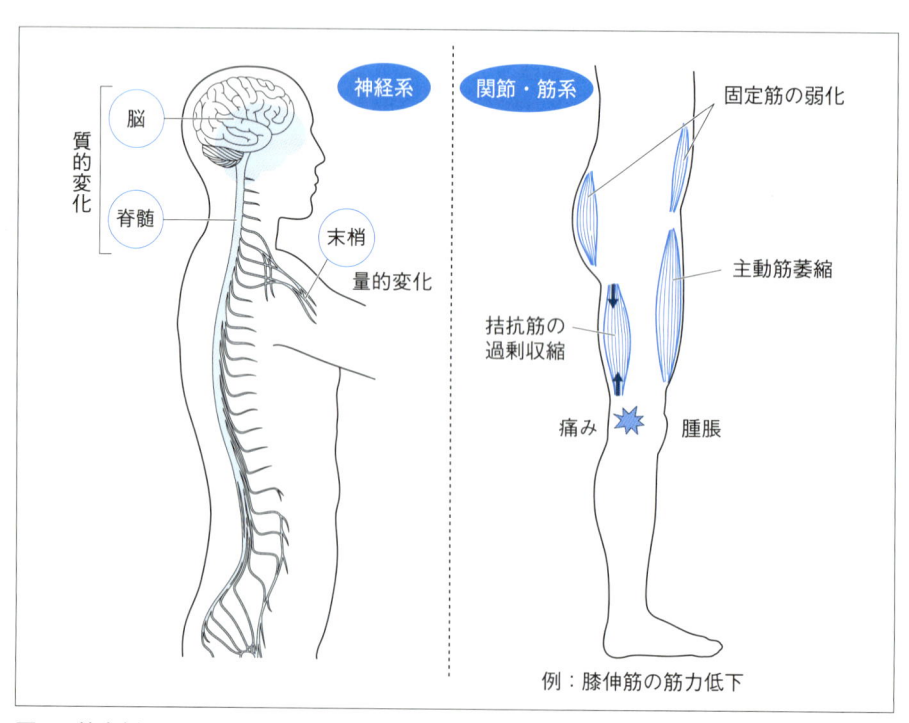

1 筋力低下の原因は？

筋力低下の原因は，大きく神経系と関節・筋系に分類できます（図1）．

図1　筋力低下の原因

a 神経性
① 脳の活動性（覚醒レベル，興奮性）低下

　筋力発揮はあくまで随意的な活動に依存します．そのため脳全体の覚醒水準が低下している場合には，十分な筋力を発揮できません．例えば長期臥床などで刺激や身体活動が少ない環境で生活していると，筋力低下が容易に生じることは経験的にわかりますが，この時筋収縮に動員される運動単位の数や発火頻度の減少が起こっています．

　また，運動単位の発火が同期化できれば短時間の収縮は可能ですが，持続的収縮が困難になります[1]．大脳の興奮水準を高めるためには，中枢神経機構による筋力の制御が要求されるため，最大筋力法によるトレーニングが適しています[1]．

② 運動単位の障害

　1本の運動神経とそれが支配する筋線維を合わせて運動単位といいますが，その経路のどの部分で障害が起きても筋力が低下する原因となります．運動野の神経細胞が大脳から脊髄を経由して前角細胞に至るまでの経路に障害が生じる，いわゆる中枢神経の麻痺と前角細胞から遠位の末梢神経の障害では麻痺の様相が異なります．前者を"**質的変化**"と表現するならば，後者は"**量的変化**"と考えることができます．別の言い方をすると中枢神経系障害は筋の緊張を含めた感覚・運動の統合破綻であり，広範囲（例えば半身，あるいは上肢または下肢全体）の麻痺を呈します．それに対し，末梢神経麻痺では緊張の低下とともに生じる筋力の低下・喪失として表出されます．

　このようなことから，中枢神経障害では単なる筋力の量的回復のみならず，麻痺領域をあわせもった身体全体が動作・活動に適応できる筋力回復を目指すことになります．一方，末梢神経麻痺で生じた筋力低下では，失われた筋力を回復・強化する戦略がとられます．

③ 疼痛

　急性の筋骨格系外傷，過用（オーバーユース）や退行変性による変形性関節症などによって疼痛が誘発されると，筋収縮が困難になります．関節機能障害があると筋収縮によって関節内圧が高まるため，筋出力が低下します．それぞれの関節には向かいあう関節面同士（凹凸）の適合が最もよい角度領域が存在し，その角度付近で関節内圧が最小になります．その角度付近で疼痛が軽減することが多いので，それを目安とするか，あるいは疼痛がない角度をみつけ，その角度で等尺性収縮や負荷強度を下げて等張性収縮を行うことが推奨されます．

④ 関節腫張

　例えば人工関節術後などの炎症による関節腫張があれば，関節運動により関節包内の機械的受容器が発火し，主動作筋に対する神経学的な抑制作用が働くといわれています（関節原性筋抑制）．

b 筋原性
① 筋萎縮

　廃用性筋萎縮によって筋力低下が起こります．

② 拮抗筋の過剰な収縮

　主動作筋の収縮時にその拮抗筋が同時収縮すると，主動作筋の有効な筋力発揮が損なわれます．術後の疼痛や高齢者，運動学習が稚拙な場合などでみられます．

③ 固定筋の筋力低下，協調運動障害

　主動作筋の筋力低下がなくても，その筋が付着する起始部が固定されないと十分な筋力を発揮することができません．例えば肩甲骨を胸郭に固定する前鋸筋の筋力が低下している場合，肩関節屈曲運動時に肩甲骨内側縁が浮き上がる翼状肩甲が出現することはよく知られています．すると肩甲骨の上方回旋が不十分となり，結果的に肩関節屈曲運動も代償運動が出現するなど，異常な肩甲上腕リズムに陥ることがあります．固定筋の弱化により筋力のみならず痛みを誘発する場合もあるため，筋力低下が疑われた際には固定筋の筋力にも注目して評価することが重要です．

2 いろいろある最大筋力

　最大筋力は収縮形態によっても異なります．収縮様式別および運動様式別に分類すると以下のようになります．

a 収縮様式別分類

・等尺性収縮：筋の長さが一定である収縮．

- 短縮性（求心性）収縮：筋の起始部と停止部が近づく収縮．
- 伸張性（遠心性）収縮：筋の起始部と停止部が遠ざかる収縮．

ⓑ 運動様式別分類
- 等尺性収縮：関節運動を伴わない収縮．
- 等張性収縮：発生する張力が常に一定である収縮であるが，実際には起こりえない．
- 等速性収縮：筋収縮速度が常に一定である収縮．等速性運動機器を用いると関節の角速度は一定に設定可能であるが，筋の収縮速度は一定ではないことに注意する．

3 1回反復最大負荷（1RM）の特徴は？

収縮様式別の最大発揮筋力を大きいものから順に並べると，遠心性収縮＞等尺性収縮＞求心性収縮となります．等張性収縮における最大筋力は，その運動を1回行うことができる負荷をもってその最大値とすることができ，それを1回反復最大負荷（1RM：one repetition maximum）とよんでいます．10回反復できる場合の負荷値ならば10RMです．最大等速性筋力は，関節の回転角速度が速いほど低下します．

4 具体的な評価方法は？

ⓐ 徒手筋力検査法（MMT）

臨床的に多用される方法で，特別な機器は不要ですが，評価者の熟練が必要です．肢節を重力に逆らって持ち上げることができる筋力3までと，筋力3から筋力5までの間隔は同一ではなく，検者の主観に頼ることになるため，信頼性が低くなります．評価者内での筋力の段階付けは可能ですが，順序尺度にとどまることを念頭に置いて評価します．

ⓑ ハンドヘルド・ダイナモメータを用いる方法

定量的な筋力測定を可能とするハンディタイプの測定機器です．MMTで徒手による抵抗をかける部位と同じ場所に機器を当て，発揮された等尺性筋力（N：ニュートン）と関節中心から機器までのアーム長（m）を積算し，トルク値として算出します．得られた値の健側比や体重比を求めておくと，運動能力の優劣や予後予測などにも利用可能です（図2）．

ⓒ 等速性筋力測定機器を用いる方法

最も信頼性が高く，定量的な測定方法ですが，高価なことが欠点です．求心性，等尺性および遠心性の収縮タイプが選択可能であり，得られたトルクカーブから定性的な評価を行うことも試みることができます（図3）．

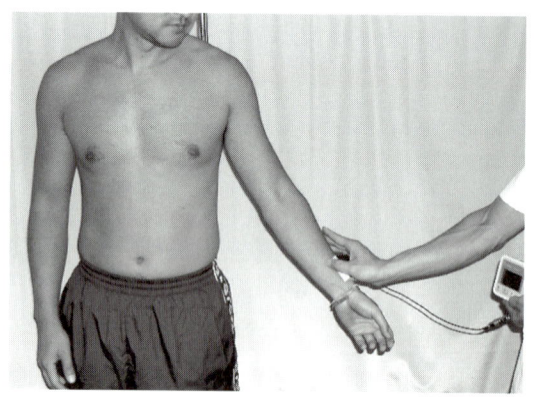

図2 ハンドヘルド・ダイナモメータによる肩関節外転の筋力測定

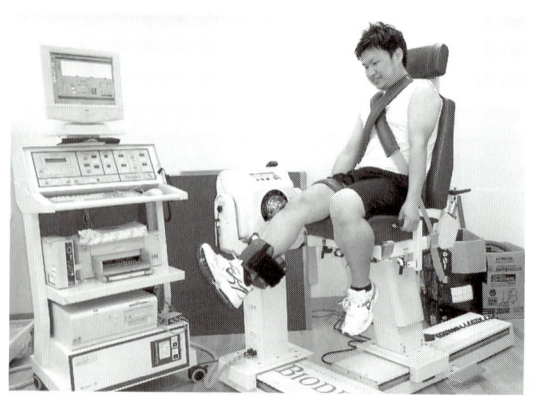

図3 等速性筋力測定機器による膝屈曲・伸筋の筋力測定

Ⅱ. 筋力低下に対する運動療法の基礎理論

> **はじめに**
>
> 筋力低下がある場合，どのような方法でトレーニングすると効果的でしょうか．具体的な方法を学習する前に，筋力増強に必要な基礎知識を身につけ，効率よく指導できる理学療法士になりましょう．

1 筋力トレーニングの原則とは？

筋力は筋の長軸に垂直な**断面積**と高い相関関係を示します．大井らは正常な筋では5〜6kg/cm^{2}の張力が発生すると報告しています[2]．したがって筋力強化には全体として筋が肥大することが条件となります．それには筋線維の直径（太さ）の増大と筋線維の数の増加，発火に動員される筋線維の数の増加が考えられています．また，筋力増大効果が現れるにはある一定の時間が必要ですが，筋線維の肥大以前に増大することから，**神経性要因**が先行して関与しているという説が支持されています（図4）．

健全な筋の肥大が起こるのに6〜8週間を要するという報告が多いことから考慮すると，変性が生じた障害筋が肥大するためにはそれ以上の期間が必要であることを念頭に置くことが重要です．筋力増強を目的とする場合，以下の原則に従ってプログラムを進めます．

a 過負荷の原則

Hettingerは最大筋力の30％程度では維持レベルにとどまり，40〜50％での10〜20秒間収縮ではじめて筋力増強が可能になると述べています[4]．また筋力増強では最大筋力に近い90％以上でトレーニングすることが支持されています．筋力増強の条件の1つはこのように筋に負荷がかかる強

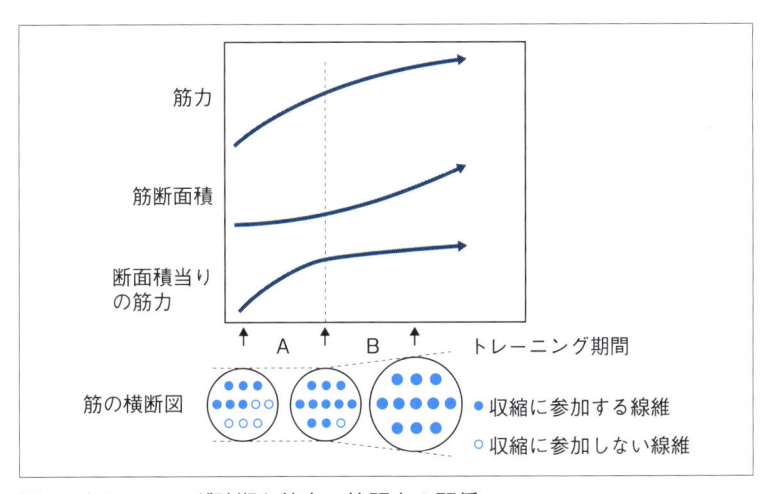

図4 トレーニング時期と筋力，筋肥大の関係

（中村・他，2003，文献3より）

度でトレーニングすることです．その他に運動持続時間，運動の頻度があげられます．抵抗運動プログラムを決定づける因子を表1にまとめました．

b 特異性の原則（SAIDの原則：Specific Adaptation to Imposed Demands）

すべての生体の器官にあてはまる原則ですが，筋トレーニングにおいては目的とする機能的運動に可能な限り近い運動方法でトレーニングすると効果的であるということです．**Wolffの法則**（コラム①）を拡大解釈したものです．

また，特異性の原則と相反しますが，運動課題の1つの要素が他へ転換される場合があることがわかっており，これを**クロストレーニング**または**オーバーフロー**とよんでいます．運動負荷を与えていない対側の四肢にトレーニング効果が現れることがその例です．

筋収縮の形態を特異性によって以下のように分類して適用を考えることができます．

- 収縮様式：等尺性，求心性，遠心性（伸張性），または等張性，等速性などがありますが，それぞれの適用・特徴はp.50表1～3に示します．
- 負荷様式：最大筋力（100% RM）の強化，最大収縮速度の増加，または単位時間当たりの仕事量（パワー）を増加させたいとき（この場合の目安は30% RM）．
- 動作様式：ある動作時の筋力をつけたい場合は，同じ動作でトレーニングする．つまり，課題に合わせた実践練習を行うことが重要である．

- 大きな筋から小さな筋へ：はじめは粗大動作を行うが，しだいに個々の小さな筋を選択的にトレーニングする．

c 可逆性の原則

定期的な負荷トレーニングを行わない場合，トレーニング効果が失われるという原則です．抵抗運動を中止して1～2週間には**脱トレーニング現象**が始まり，数週間後には効果はゼロとなってしまいます．したがってそれを防止するためにも，日常生活活動の中に筋力トレーニングの要素を加味した運動プログラムを作成することが重要です．

2 複合トレーニングの重要性

動作特有の能力を向上させるためには，動作そのもの（特異性の原則）の反復練習と動作筋の筋力増強トレーニング（過負荷の原則）の2つが揃ってはじめて成立します．よって，実際に行うトレーニングプログラムには少なくともこの2つの原則を組み入れます．例えば肩甲骨周囲筋の短縮を伴って左上肢の挙上が困難な場合，ストレッチングと筋力トレーニングを組み合わせます（図5）．

3 筋力トレーニングの条件とその設定はどうする？

a 強度

運動の強度は，運動負荷の度合いと同じ意味で

表1 抵抗運動プログラムを決定づける因子

- 運動中の身体アライメント
- 代償運動を防ぐための関節の安定化
- 運動強度
- 全体の運動量（反復回数×セット数）
- 運動する筋の順序
- 運動の頻度（1日，1週間単位）
- 休息時間
- トレーニングの総実施期間
- 運動方法（筋収縮様式，抵抗のかけ方，運動スピード）
- ピリオダイゼーション（実施時期区分）
- 機能的活動要素へ組み入れるか否か

（Kisner, 2007，文献6より）

> **コラム① Wolffの法則**
>
> 骨は外界からの刺激に反応し，絶えず新陳代謝を行い，骨全体の形態や骨梁形成に変化が生じています．同様に身体のあらゆる器官が，加えられた応力に時間をかけて適応する現象を，Wolffの法則またはWolffの応変律といいます．生体の適応能力のすごさを示しています．

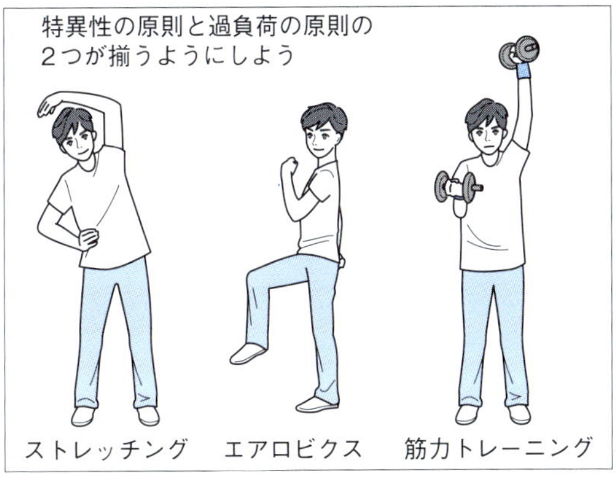

特異性の原則と過負荷の原則の
2つが揃うようにしよう

ストレッチング　エアロビクス　筋力トレーニング

図5　複合トレーニングの重要性

す．筋に対し，通常の負荷量よりも大きな負荷を与えること（過負荷の原則）で筋力増強が図られます．しだいに負荷量を増やす方法を漸増抵抗運動とよび，筋力増強の基本的な方法です．

● 中等度～低強度の負荷を用いる場合
・長期間運動休止後に運動を再開する場合
・病的骨折の危険性がある場合
・筋持久力トレーニング時
・ウォーミングアップ時やクールダウン時
・低速の等速運動負荷を行う場合
・対象が高齢者または小児である場合

上記の条件が該当しない場合は亜最大負荷または最大負荷が適用されてよい．

b 反復最大負荷（RM：repetition maximum）

これは**漸増抵抗運動（PRE：Progressive Resistive Exercise）**を紹介したDelormeによって報告された概念です．全可動域にわたり，定めた回数の運動ができる最大負荷をもって定義します．例えば1RMとは全可動域にわたり1回だけ持ち上げることができる負荷を意味します．また10RMとは全可動域を10回反復できる負荷です．一般的なトレーニングではRMの60～70%を使用し，運動習慣のない者では30～40%，高い運動能力を有する者で80%に設定するのが妥当です．ただし，有痛性の骨関節疾患や骨粗鬆症，または心疾患がある場合には負荷量を測定すべきでなく，この方法を使用してもいけません．

c 運動速度

筋収縮速度の上昇に伴い，発揮される最大張力は減少します．また負荷が大きくなれば筋の短縮距離は小さくなり，速度も遅くなります．速度特異的な筋力増強によって他の運動速度での筋力増強に対する生理的オーバーフローが起こることがわかっています[5]．しかし，用いる収縮速度は機能的活動で行われる収縮速度に類似したものを設定するとより効果的です．

d 運動範囲

全可動域，狭い範囲，最終域での運動などを設定します．ある可動域において痛みや不安定性がある場合などは，その範囲での運動は避けたほうがよいでしょう．

e 持続時間（運動量）

1回の運動セッションでの反復回数にセット数をかけたものが総回数です．1RMの75%で行った場合，おおよそ10回，60%では約15回，90%では4～5回といわれています[6]．負荷量と反復回数およびその効果に関する報告によると，70～90%の範囲では筋肥大と筋力増強，それ以下では筋持久力，また最大速度で実施すると筋パワートレーニングとして適用されます[7]．このように筋力優先か，筋持久力優先かによって運動負荷と反復回数の設定を変える必要があります．

筋力増強においては，6～12回の反復運動を2～3セット行った後に疲労が生じる負荷量が推奨されています[6]．また，筋持久力向上を目的とする場合には一般的に低負荷・高頻度で行いますが，この条件は筋損傷を起こさず運動を開始できるメリットから，筋力トレーニング導入期に推奨される方法です．具体的な負荷量は，実践のうえで設定するほうが現実的でしょう．

f 運動の順序

1回の運動セッションで活動させる筋の順番です．一般には大きな筋群，多関節筋を優先させます．

g セット間インターバル（休息時間）

運動のセット間またはセッション間の間隔を設

定します．これは運動後の遅発性筋痛からの回復，筋疲労からの回復および筋パフォーマンスの改善を目的とするうえでも重要なことです．また通常，有酸素性運動では短く，無酸素性運動では長く設定します．

(h) 頻度

患者の治療目標，健康状態，運動のレディネス（準備や条件が整っていること）や反応性などの要素を考慮して決定します．術直後では可動範囲を限定した低強度の等尺性筋収縮（いわゆるマッスルセッティング）が推奨されます．毎日，5日/週，3日/週など患者の状態に適した回数を設定します．

(i) 実施期間

筋力増強トレーニング開始初期（2～3週間）の効果は主に神経因性ですから，筋への効果を期待するには6～12週間のトレーニングが必要になります．

(j) 身体アライメント

運動中の姿勢を決めることです．運動時の肢位によって，生体にかける負荷量を変化させることができます．強化を目的とする筋に対し誤った肢位で負荷運動を行っても効果が現れないことは容易に理解できますね．

(k) 運動様式

筋の収縮様式のことで等尺性，等速性および求心性または遠心性などを決めます．また免荷位か荷重位か，有酸素性か無酸素性か，さらに 開放性運動連鎖 (OKC：Open Kinetic Chain) または 閉鎖性運動連鎖 (CKC：Closed Kinetic Chain) のいずれを用いるかなども考慮し，これらを組み合わせたりする工夫も必要です．

(l) ピリオダイゼーション

運動する特定期間における強度や運動量の変化設定のことで，例えば競技選手が大会開催に合わせてパフォーマンスがピークとなるよう運動内容や強度を調整することが該当します．

表1 等尺性収縮の適用

- 筋萎縮を最小限にとどめたい（例：ギプス固定）
- 急性期または術直後の筋活性化
- 姿勢・関節の安定性向上
- 関節に痛みを伴う病態
- 特定の可動域での静的収縮を必要とする場合

注意事項　＊抵抗運動開始時と終了時はゆっくり行う
　　　　　＊バルサルバ法による昇圧反応に注意する
　　　　　　（心臓血管疾患）

表2 求心性収縮と遠心性収縮の特徴

- 同一条件下での張力発生：求心性収縮＜遠心性収縮
- 上記のことから，筋力低下が著しい時には重力に抗して関節角度を保持するほうが，求心性収縮させて関節を動かすよりも簡単であるといえる．
- 低速の最大負荷運動での張力：求心性運動＜遠心性運動
- 低速では肢節を重力に従って下へ下ろすほうが，持ち上げるよりも大きな負荷を動かせる．
- 求心性，遠心性ともにクロストレーニング効果，つまり運動を行っていない対側の同一筋へのオーバーフロー効果により，若干筋力を増強できる．
- 遅発性筋痛発生率：求心性収縮＜遠心性収縮

表3 等速性運動の特徴

- 速度特異性があるため，一定の収縮速度で異なったタイプの筋収縮が設定できる
- 筋収縮速度を可変できる
- 関節圧縮力は低速運動で高い
- 筋疲労にも対応できる
- 有痛可動域で収縮を回避できる

4 抵抗運動の種類と特徴は？

さまざまな抵抗運動がありますが，それぞれの特徴を理解し，適切に使い分けます．

(a) 静的収縮－等尺性収縮

これは関節運動を伴わない筋収縮形態です．適用と注意事項は表1のとおりです．

(b) 動的収縮－求心性収縮と遠心性収縮

求心性収縮は，筋の起始部と停止部が近づきながら（短縮）収縮する形態です．また遠心性収縮は筋が伸ばされながら収縮する形態です．その特

開放性運動連鎖（OKC）	閉鎖性運動連鎖（CKC）
●身体の遠位が動く ●単独の関節が動く ●動くのは関節の遠位の肢節である ●主動作筋が主に活性化される ●免荷肢位で行われる ●動く肢節遠位に抵抗がかかる ●回転モーメントは筋への伸張負荷となる ●外力を使った安定化が必要 ●筋肥大を目的に行う	●遠位部は支持面と接している ●相互依存型の関節運動である ●遠位部・近位部の両方または単独で動く ●多数の筋群が活性化される ●一般的には荷重肢位で行われる ●抵抗は多部位に同時にかかる ●軸負荷を利用する ●筋活動, 関節圧迫による内部安定化が生じる ●協調性を高める目的で行う

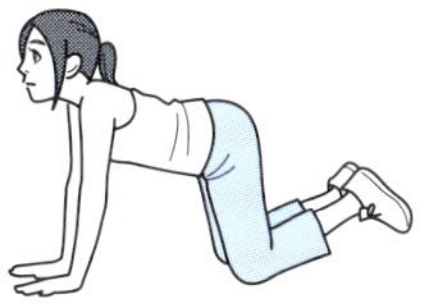

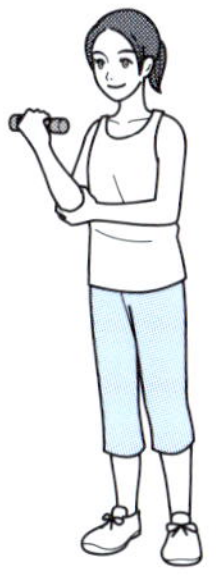

図6　開放性運動連鎖と閉鎖性運動連鎖の特性

徴は表2のとおりです．

c 等速性収縮

等速性収縮とは関節運動速度が一定である収縮を指します．つまり角速度が常に一定で，例えば60°/秒であれば関節が1秒間に60°動くことです．この収縮様式の特徴は表3のとおりです．

5 開放性運動連鎖（OKC）と閉鎖性運動連鎖（CKC）

開放性運動連鎖と閉鎖性運動連鎖はすこしわかりづらいかもしれませんが，重要です（図6）．また，ランジ肢位で足底を床につけたまま，重心位置を上下動させるトレーニングも閉鎖性運動連鎖として有効です．

6 徒手抵抗運動の利点と欠点

徒手抵抗運動の利点と欠点を知っておく必要があります（表4）．

7 抵抗運動の禁忌

抵抗運動を行う場合，リスク管理が重要です．以下の場合，抵抗運動は禁忌となります．
●強い疼痛
●炎症
●重度の呼吸・循環器疾患

表4　徒手抵抗運動の利点と欠点

利点	●治療初期から導入が可能である ●介助運動から機械抵抗運動への移行期に使用できる ●段階分けが細かく設定できる ●疼痛を回避しながら抵抗量と可動範囲を設定できる ●関節運動をコントロールできる ●動的にも静的にも実施できる ●代償動作を防止しながら行える ●抵抗をかける部位を調整できる ●最適な筋パフォーマンスが実現可能である
欠点	●負荷量が主観的なため，定量化できない ●理学療法士の最大筋力に依存するため，増強に限界がある ●高速の運動速度には対応できない ●患者単独での筋力強化ができない ●ホームプログラムとして応用できない ●理学療法士の物理的労働と時間が制約される ●筋持久力向上には時間を要するため現実的でない

Ⅲ. 筋力増強練習の方法

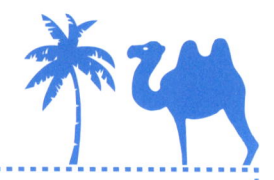

> **はじめに**
> ここでは，筋力増強練習の具体的なトレーニング方法を紹介します[1]．さまざまな方法の特徴と適用を理解し，状況に応じて使い分けましょう．

1 最大筋力法

最大筋力法は90〜100％のRMにおいて，最大努力して筋力増強を行うことです．この高負荷-低頻度トレーニングで期待できる効果は，主に神経系による筋出力調節機序の活性化であると報告されています．これは大脳の興奮水準が限りなく高まる「火事場の馬鹿力」のような爆発的な力を発揮する場面や重量挙げの競技選手が限界に挑戦して重いバーベルを持ち上げる時などに相当します．

2 反復最大法

60〜95％の最大下負荷で筋疲労するまで反復するトレーニング法で，筋肥大による筋力増強を目的とします．筋力増強の最適反復回数は明らかにされていませんが，2〜15RMを用いることが推奨されています．

3 スピード・筋力法

50％RM程度の比較的軽い負荷でスピードを重視して弾性的に数回，最大努力して行います．可能なかぎり競技種目や機能動作と一致する運動様式で行い，筋力増強を目指します．

4 プライオメトリック（反動法）

筋の伸張-短縮サイクルを利用してトレーニングする方法です．遠心性収縮から求心性収縮への素早い切り替えを伴ったダイナミックな方法で，筋力発揮時間を短くする方法と長くする方法の2種類があります．いずれも神経系の適応能力の向上を目的としています．例えば台の上から飛び降り，着地後すぐに高く跳び上がるトレーニング（図7），立位で壁に手をついた反動で元の位置に戻るトレーニング（図8）などです．また両膝立ち位から床に両手をつく上肢のトレーニングも可能です．

5 活動性が低下した状態に対する筋力トレーニング

歩数で1日の活動量を分けて下肢筋の筋力と筋横断面積を調べた報告[8]から，1日4,000歩未満の者では疾患の有無によらず，明らかに筋力，筋横断面積ともに減少していたことがわかっています．スクワットよりも自転車エルゴメータの駆動が推奨され，早期から活動量を高めるための病棟内ADL自立に向けた取り組みが重要です．

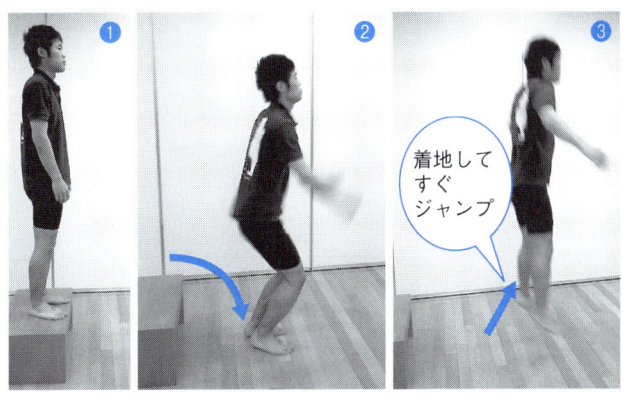

図7 プライオメトリックジャンプ
①ジャンプ，②着地，③再ジャンプ

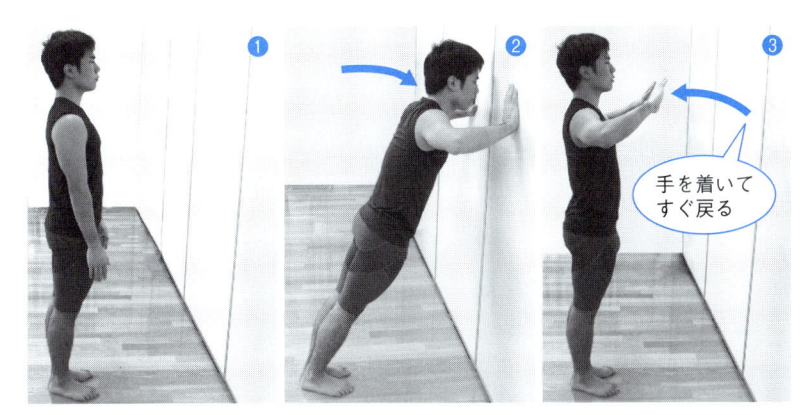

図8 壁を利用したプライオメトリック

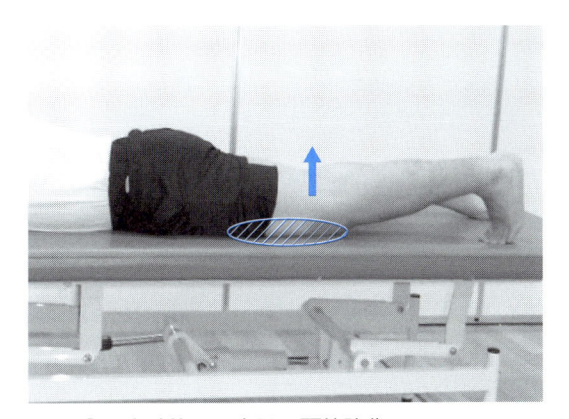

図9-① 腹臥位での大腿四頭筋強化

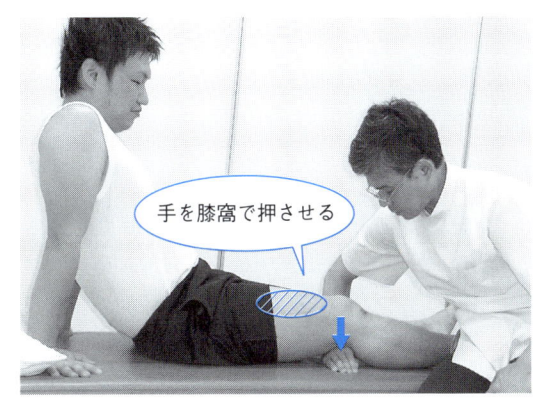

図9-② 長座位での大腿四頭筋収縮

6 いろいろな筋力トレーニング方法

(a) 術後の筋力トレーニング（等尺性収縮）
● 腹臥位での方法

例）重力に抗した大腿四頭筋の収縮を促します（図9-①）．

● 長座位での方法

例）理学療法士の手を膝窩で押させることで大腿四頭筋の収縮を促します（図9-②）．

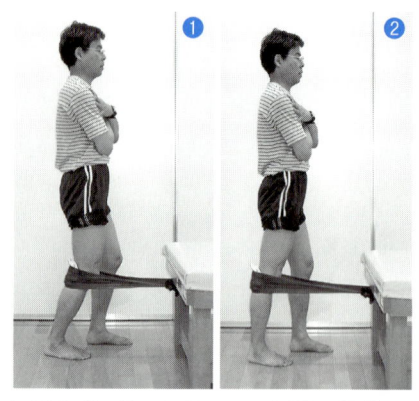

図10-①, ②　CKCでの大腿四頭筋トレーニング

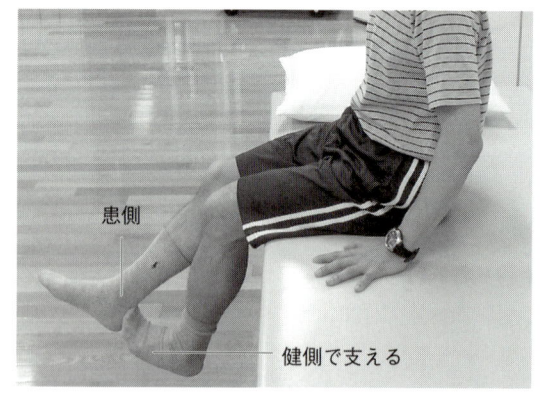

図11　術後の重力を利用した右膝屈曲の自動運動

b CKCでの大腿四頭筋トレーニング（図10-①, ②）

c 術後の重力を利用した自己膝屈曲運動

術後，疼痛による可動域制限が強い場合，重力を利用して自動関節可動域エクササイズができます．図11のように健側で踵を支持しながら，徐々に膝を屈曲させます．これは大腿四頭筋の遠心性収縮も加味されています．

d 徒手的な筋力強法（PNF，コラム②）

上肢に対する徒手的な筋力増強法の一例を示します．この方法では螺旋的な運動を用いることにより発揮される合目的な筋力強化を図ります（図12-①, ②, ③）．

e 起立テーブルを用いたスクワット

100％荷重が不可能な段階で，自分の体重を利用した荷重と筋力強化を閉鎖性運動連鎖（CKC）に類似した状況下で実施できます．傾斜角度を調整して負荷量を加減できるメリットがあります（図13-①, ②）．また，ボールのパスなどを利用し，体幹筋トレーニングをあわせて行うことも可能です（図13-③）．

f キャスター付き椅子を利用したハムストリングス・エクササイズ

キャスター付き椅子に座り，ハムストリングスを使用して前進させます（図14）．

g 体幹・四肢の屈筋群複合トレーニング（図15-①, ②, ③）

h 体幹伸筋群・上肢筋群複合トレーニング

軽いダンベルを両手に持ち，バランスボールを利用して，体幹の伸筋と肩甲帯筋の筋力トレーニングを行う（図16）．

🌱 **コラム②　固有受容性神経筋促通手技（PNF）とは？**

主に固有受容器を刺激することによって神経筋機構の反応を促通する方法です．筋紡錘や皮膚の感覚受容器に対して，伸張，最大抵抗，関節の牽引・圧縮の刺激を加えます．その際，適切な身体部位を接触し開始肢位をとること，また患者に適切に口頭指示を与えることが重要であり，筋収縮が調和のとれた正常なタイミングで行われなければならないとされています．さまざまな特殊テクニックがありますので，詳細は成書を参照してください．

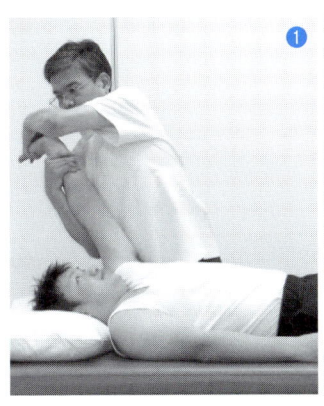

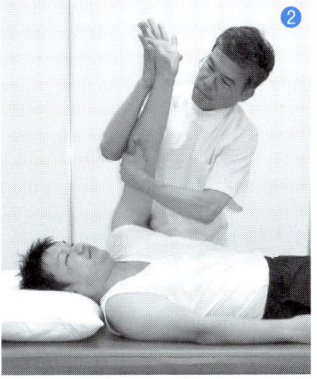

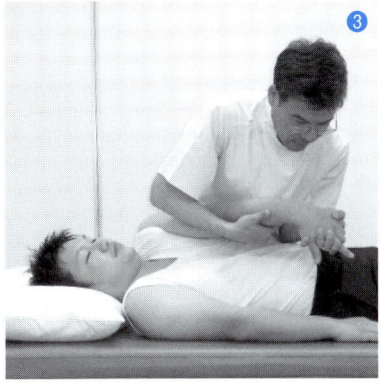

図12　上肢に対する徒手的な筋力増強法（屈曲・外転・外旋パターン）
　　　①開始位置，②途中，③終了位置

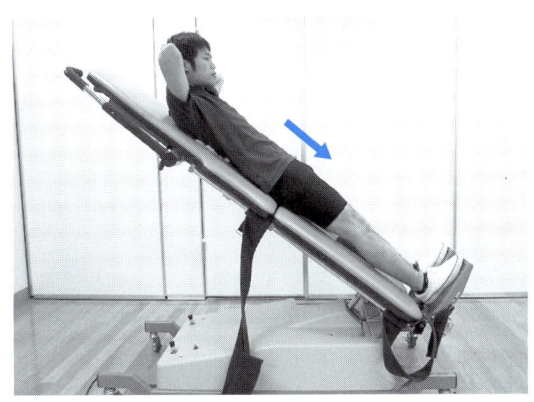

図13-①　起立テーブルを利用したスクワット

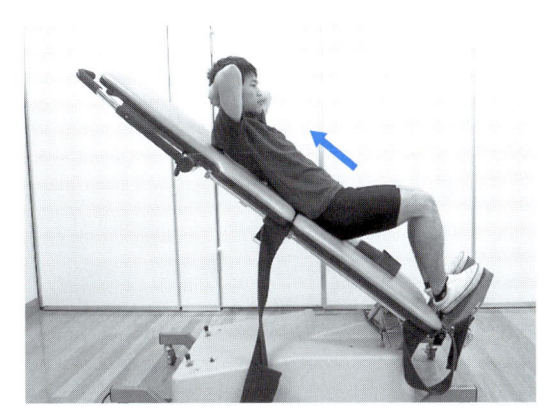

図13-②　起立テーブルを利用したスクワット（屈曲位）

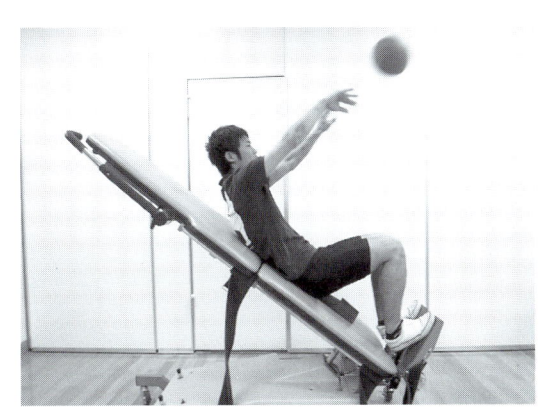

図13-③　起立テーブルを利用したスクワット（応用運動）

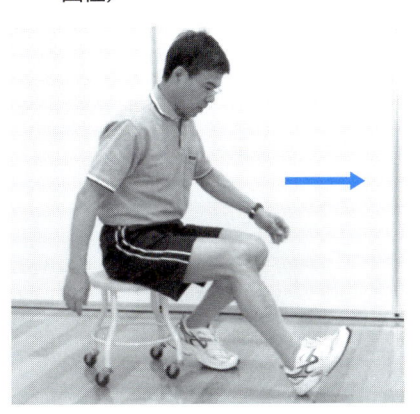

図14　椅子を利用したハムストリングス・エクササイズ（前進）

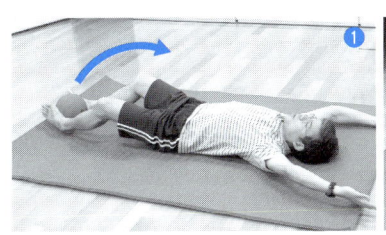

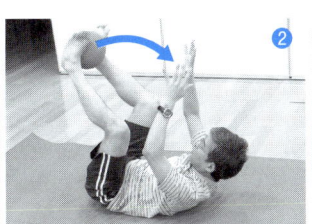

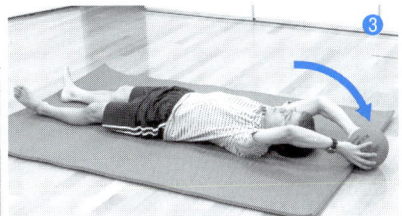

図15-①,②,③　体幹・四肢屈筋群複合トレーニング

55

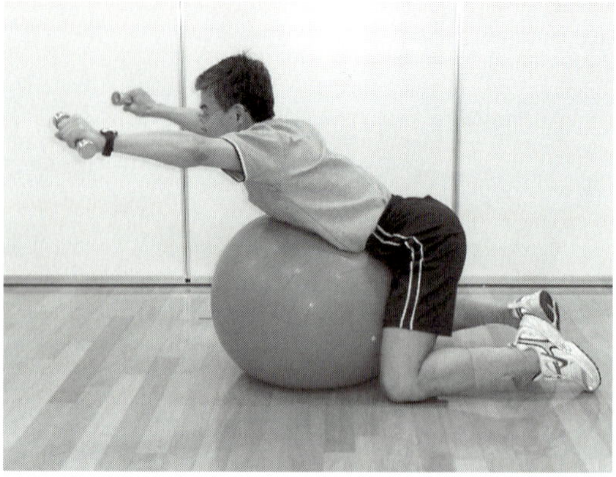

図16　体幹伸筋群・上肢筋群複合トレーニング

【ケーススタディ】　重篤な末梢神経麻痺により筋力回復が遅れた症例

患者：66歳，女性．総腓骨神経麻痺．

　左人工股関節術後，大腿部〜下腿に重度の腫脹が出現したため，開放創とし，経過観察した．半年間のリハビリテーションを受けたものの総腓骨神経麻痺が残存した．退院後某クリニックに外来受診し，理学療法が開始された．開始時の筋力は長母指伸筋0，前脛骨筋0，長指伸筋2⁻，下腿三頭筋3，ハムストリングス3，大腿四頭筋4レベルであった．下腿前面は髄節レベルにそった疼痛，しびれ，鈍麻帯が存在した．理学療法は機能的電気刺激装置が施設になかったためTENS治療，残存筋の自動収縮トレーニングおよび足関節可動域維持運動を行った．3回/月のペースで理学療法を継続し，8か月後に長母指伸筋2^-，前脛骨筋2^-，1年後に長母指伸筋3^-，前脛骨筋2，2年後に長母指伸筋3^+，前脛骨筋3まで回復し，下垂足も減少した．しかしT字杖は手放せず，筋力の回復は現状維持にとどまった．

　本症例を通して，初期の総腓骨神経麻痺の程度が重症な場合，時間の経過に伴う自然回復とトレーニング効果にも限界があることがわかった．

第4章　文献

1) 市橋則明（編）：運動療法学　障害別アプローチの理論と実際．文光堂，2008．
2) 大井淑雄・博田節夫（編）：リハビリテーション医学全書7　運動療法　第3版．医歯薬出版，1999．
3) 中村隆一・他：基礎運動学　第6版．p82，医歯薬出版，2003．
4) Hettinger T：アイソメトリックトレーニング．大修館書店，1970．
5) Housh DJ, Housh TJ：The effect of unilateral velocity-specific concentric strength training. *J Orthop Sports Phys Ther*, 17：252-256, 1993.
6) Kisner C, Colby LA: Therapeutic Exercise Foundations and Techniques 5th ed. FA Davis, 2007.
7) 石井直方：レジスタンストレーニング．ブックハウスHD，1999．
8) 田中宏太佳・他：健常中高年者の日常生活の活動性と下肢筋力・筋横断面積−脳卒中片麻痺患者の廃用性筋萎縮予防に関する研究−．リハ医学，27：459-463，1990．

5章 持久力トレーニング

Ⅰ．持久力の基礎知識
Ⅱ．運動プログラムの決定因子
Ⅲ．有効な持久力トレーニングプログラム

I. 持久力の基礎知識

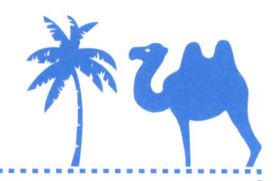

> **はじめに**
>
> 　近年の健康志向は定着した感があり，ジョギングやマラソン，山登りなど長時間運動することへの関心はますます高まっています．そこでのキーワードは"持久力"です．男性を白組，女性を赤組と分ける習わしから，白筋の多い男性よりも赤筋の多い女性が持久力に優れていると決めつけることは早計です．ここでは詳細な生理学的知識については触れませんが，有酸素運動の生理的反応や運動強度など持久力の向上に必要な基礎知識を学びましょう．

1 持久力とは？

　持久力とは，一定の仕事量の運動を長時間続けることができる能力のことを指します．運動を続けることができるためには，運動に関与する身体局所の持久力のみならず，全身的な持久力が備わっている必要があります．

2 持久力を分類すると？

ⓐ 全身持久力

　全身の多くの骨格筋が働き，呼吸・循環器系を巻き込んだ全身的な反応で評価します（図1）．

ⓑ 局所持久力

　比較的少ない骨格筋が関与する反応です（図1）．この場合の**局所持久力とは，筋持久力と同じ意味**で用いられます．同じ運動を何回，あるいはどのくらい長い時間，実行できるかによって評価される能力です[1]．筋持久力には**運動効率**も関与するため，スキルや巧緻性も影響を与えます．また全身持久力と局所持久力それぞれに，**有酸素性持久力**と**無酸素性持久力**があります．

3 全身持久力とは？

　全身持久力は，以下の3つが指標となります．
- 酸素を取り込む呼吸器系（**最大酸素摂取量：$VO_2 max$，コラム①**）
- 酸素を運搬する循環器系（**心拍数，1回拍出量**）
- **ヘモグロビンの酸素結合能**

　もちろん，末梢に運ばれてきた酸素を筋がいかに効率よく活用するか，いわゆる筋の**酸素利用効率（筋酸素化能）**の良し悪しも関与します．

4 局所持久力とは？

　通常，一定負荷に対する反復運動回数を測定する方法が用いられます．例えば**等速性運動**で，発揮筋トルクが開始時の50％に減衰した時までに行った回数をカウントする（多いほうが優れている）方法です．または疲労に至った時までに行った運動回数をカウントする方法，あるいは一定時間内の運動時の**筋トルク**測定，**仕事量**または**パワー**の減衰率を評価する（減衰率が少ないほうが優れている）などにより，局所持久力を評価します．

　このように局所持久力の個人記録をとり，経時

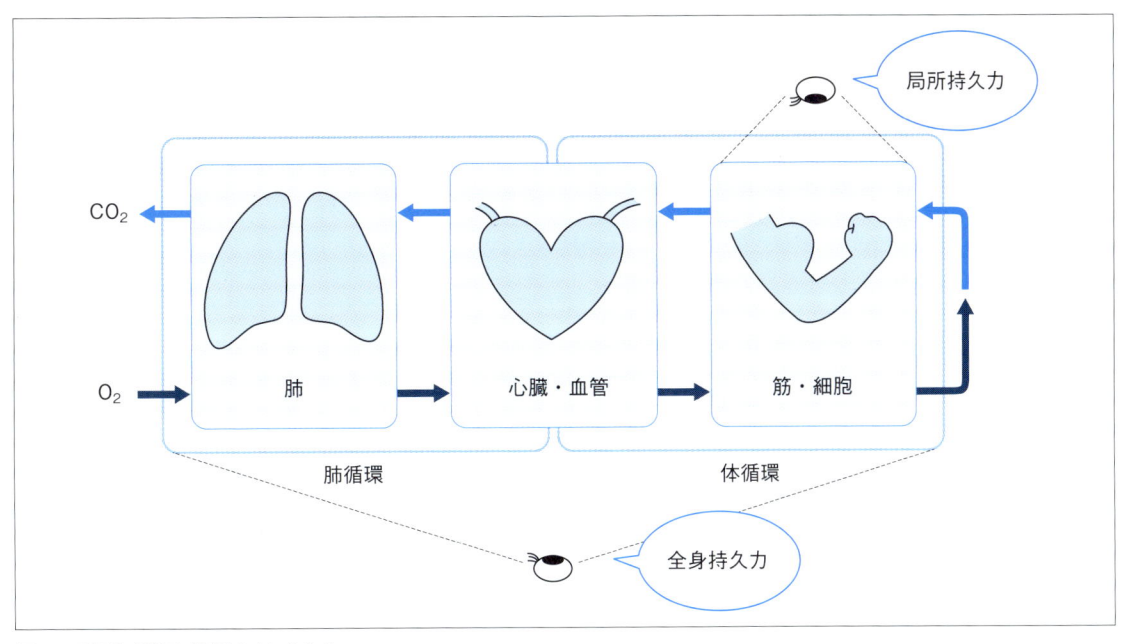

図1　呼吸-循環-代謝のサイクル

> ### 🌱 コラム①　最大酸素摂取量（VO_2max）
>
> 　生体がどれだけ最大に酸素を摂取することができるか，その能力値が最大酸素摂取量（VO_2max）です．ウォーキングやランニングなど，大きな筋群が動員され，酸素を大量に必要とする運動（**有酸素運動：エアロビクス**）で，1分間に摂取できる最大の酸素量のことです．体重1kgあたり，1分間あたりに何mlの酸素を摂取できたかで表記しますので，単位はml/kg/分となります．
>
> 　測定方法には直接法と間接法があります．直接法は被験者に最大運動強度まで負荷を与え，呼吸・循環機能が限界に達し酸素摂取量が増加しなくなるまで（**レベリングオフ**：leveling off）運動を行うもので，危険性を伴います．通常は安全性と簡便性から，最大下の運動負荷から推定する間接法が多用されます．

的評価に利用することができます．持久力を測定することは，運動中に起こる身体の疲労への抵抗力の程度を測定することと同じ意味をもっていることがわかります．

5　持久性トレーニングの原則は？

　好気性運動能を高めるには，最大酸素摂取量の60～70％の運動強度で1日30～60分間，2～3か月間実施すると，最大酸素摂取量が10～20％増大するといわれています．また**Fickの原理**では，最大酸素摂取量は以下の式で表現できます．

　最大酸素摂取量（ml/kg/分）＝最大心拍数（拍/分）×最大1回心拍出量（ml）×動静脈酸素較差（ml/ml・血液量）

　したがって，最大酸素摂取量を高めたい場合は，最大心拍数，最大1回心拍出量および動静脈酸素較差のいずれか，またはすべてをターゲットにトレーニングするとよいでしょう．

表1 有酸素運動の生理学的効果

呼吸器系	● 安静時では吸気時間（IT）は呼気時間（ET）の約2/3（68％） ● 運動時ではIT/ETは80％となる．負荷量とともに1回換気量は直線的に増加する ● 呼吸数は直線的に増加する．したがって分時換気量も増加する ● 1回換気量が頭打ちになるとその後は呼吸数の増加で補償する ● 運動時の肺胞換気量は，産生されたCO_2の過剰量を除去するために10～20倍に増加する
心血管系	● 心拍出量の直線的増加（安静時4～5l，最大20～30l/分） ● 1回拍出量は120mlまでは増加し，その後は一定または減少 　　　　　　　　（1回拍出量：安静時は60～80ml，運動選手では運動時150～200ml） ● 心拍数の直線的増加（安静時60～80/分，最大200/分） 　＊ただし，最大心拍数（HR max）は加齢とともに減少 　＊HRmax ＝ 220－年齢 ● 血圧：運動開始時は，最高血圧，最低血圧ともに上昇 　　　　運動中は最高血圧上昇，70mmHg増（200mmHg），最低血圧は低下 ● 末梢血管抵抗の低下 　←全身の血管収縮が起こり，血液が内臓から運動筋へ運ばれる 　←筋の動脈血管床の局所抵抗の低下はMg^{2+}やCa^{2+}，PCO_2などの代謝産物による
筋	● 筋血流量の増加 ● 酸素取り込みの増加 　←局所のPO_2低下により，ヘモグロビンから酸素の放出が増大する ● 組織でのCO_2産生の増大により，組織が酸性化する ＊組織の酸素摂取量の決定要因 　　―筋の血管網 　　―ミトコンドリアの数 　　―筋内のミトコンドリアの酸化酵素 　　―動脈血と静脈血の酸素分圧較差

（Kisner C, Colby LA, 2007, 文献3　McArdle et al, 1996, 文献4　Wilmore JH, Costill DL, 文献5より表に改変）

6 有酸素運動の生理学的効果は？

トップアスリートのトレーニング後に起こる変化を追究すると，持久力を高める方法を見つけるヒントになります．それによると，トレーニング後では最大心拍出量の増加が起こり，それ以上に末梢での酸素の有効活用率（酸素抽出率）が増加するため，混合静脈血酸素含有量が低下します．その結果，動静脈酸素較差が上昇します．末梢の筋組織で酸素を有効活用する能力，つまり骨格筋の単位面積当たりの毛細血管密度，ミトコンドリア密度および酸化酵素活性が上昇するのです[2]．有酸素運動の生理学的効果をまとめました（表1）．

7 筋力，好気的運動能に影響を与える要因

a 加　齢

筋力と好気的運動能は，20歳代をピーク（100％）として，それ以降10歳加齢するごとに5～10％低下します．それが20歳代の25％以下になると自立生活が不可能になる，いわゆるADL不全域値に至ります．

加齢による筋萎縮は遅筋よりも速筋で著しいといわれ，大殿筋横断面積は80歳では20歳の50％に低下します．最大酸素摂取量は20歳代の45ml/分が，60歳代では30ml/分まで低下します．その最大の原因は前述したFickの原理でいうと「最大心拍数」の低下です．その他，心筋の収縮力，骨格筋量，循環血液量の低下も要因とされます．

高齢者も若年者同様，積極的に運動トレーニン

グをすることが奨励されます．好気的運動トレーニングは，80％最大心拍数の強度で1日45分間，週4回，6カ月行うと最大酸素摂取量が20〜30％増加するといわれています．高齢者では血液量増加に伴う心拍出量の増加よりも，筋力の増大，動静脈酸素格差の増大によるという報告がある一方で，循環血液量の増加も関与しているといわれています．

しかし，高齢者や運動耐容能が低下した状態にある者においては，リスクを考慮し，低強度の運動から始めることが推奨されます．また運動に対する心身の順応期間を十分確保することが大切です．

b 性差

女性は思春期以降，エストロゲンが分泌されて皮下脂肪が蓄積するため，体重に占める骨格筋量の割合が低下します．逆に体脂肪は男性では体重の15％であるのに対し，女性では26％と高くなります．体脂肪率が高いと好気的運動能は低下します．

8 全身持久力の評価項目は？

全身持久力の評価項目は以下のとおりです．

a 最大酸素摂取量（VO₂max）

運動負荷試験による直接計測と運動課題の達成度から予測式にあてはめて推定する方法があります．用いる運動負荷や運動課題は，トレッドミルや自転車エルゴメータ（図2），平地歩行，走行，

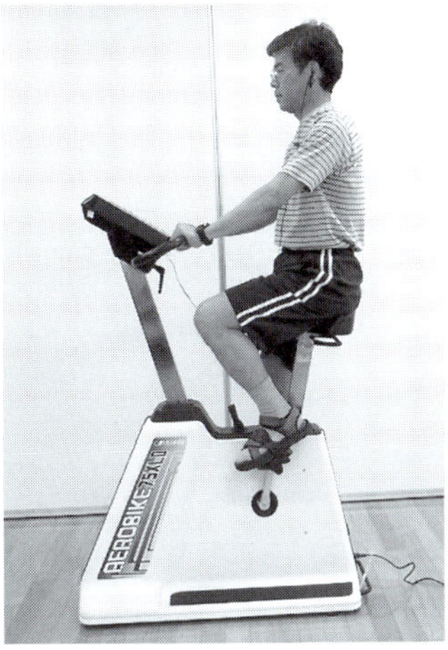

図2 自転車エルゴメータによる持久力トレーニング

☕ コラム② マラソン選手には高炭水化物食？

スポーツ選手の成績は，骨格筋の収縮能力に依存するといわれています．収縮能力は収縮力（筋力），パワーおよび持久力の3つに大別されます．最大収縮力は筋の横断面積に比例し，1cm²あたり5〜6kgの筋力が発揮されます．大腿部の筋（大腿四頭筋）が太い競輪の選手では，最大筋力が大きいことが想像できます．次に，パワーは単位時間当たりに筋が行う仕事量で表します（単位は正確にはkg・m²/s³ですが，ここでは簡単にkg・m/minとして話をします）．ところが筋骨隆々のトップアスリートでも全身の骨格筋を使って行える仕事率は運動開始10〜15秒間で7,000kg・m/min，1分後には4,000kg・m/min，2分後には1,700kg・m/minにまで低下します．

その理由は，その時動員される筋線維の種類やエネルギー供給源の違いによるといわれています[2]．

ところで持久力は，骨格筋の単位重量当たりに貯蔵されたグリコーゲン量に依存するといわれています．したがって食事によってグリコーゲン量が異なることになります．選手が通常食，高炭水化物食，高脂肪食のどれを摂取しているかによって，最大酸素摂取量の75％の運動強度（マラソンレースなみ）で運動した時に疲労困憊するまでの時間は，それぞれで順に120分，240分および85分といわれています．マラソンをする選手には高炭水化物食が威力を発揮することは事実なのです．

階段昇降などです．

ⓑ 酸素輸送系

最大換気量，肺拡散能（肺胞気の酸素が肺毛細血管内へ移動する能力），ヘモグロビンの酸素結合能および動静脈酸素較差を指標にします．

9 運動持続時間・運動強度とエネルギー供給機構

運動強度によって持続可能な運動時間が決まっていますが，それを左右するのはエネルギー供給機構です．エネルギー供給は，筋内のアデノシン3リン酸（ATP）とCP（クレアチンリン酸），筋グリコーゲンおよび脂肪です．図3は，時間的経過によるエネルギー経路の違いを示しています．有酸素運動を行うためには電子伝達系および酸化・還元反応を利用したTCAサイクルによるATP産生が要求されます．

10 運動強度の表し方にはどのようなものがあるの？

ⓐ 相対的運動強度（% VO₂max）

最大の運動強度（100％）に対する％で表します．

ⓑ METs (Metabolic Equivalents)

座位安静時の酸素摂取量（3.5 ml/min/kg）を1METsとし，ある運動時の酸素摂取量をこの値で割り算して算出します．これは安静時の何倍の酸素摂取量を必要とする運動であるかを示しています．

ⓒ 心拍数による運動強度設定

予測最大心拍数と安静時心拍数から目標心拍数を求める方法です．一般にKarvonen法が知られています．

例えば年齢60歳の男性で，安静時心拍数が70拍/分の人が50％の相対的運動強度で運動する時の目標心拍数は以下のように算出できます．

目標心拍数＝[(220−60)−70]×0.5＋70＝115（拍/分）

これを一般式で表わすと以下のようになります．

目標心拍数＝（最大心拍数−安静時心拍数）×相対的運動強度＋安静時心拍数

＊ただし最大心拍数＝220−年齢

ⓓ 自覚症状

相対的運動強度（％）に対応する自覚的運動強

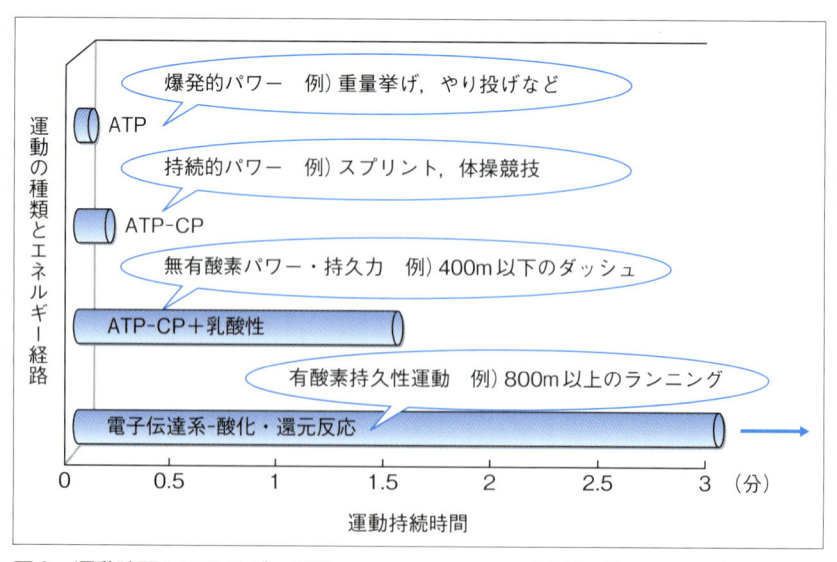

図3 運動時間とエネルギー経路　　　（本郷・他，2005，文献2より）

表2　自覚的運動強度を基準にした時の相対的運動強度と心拍数

相対的運動強度(%)	自覚的運動強度	年代ごとの心拍数（拍/分）				
		20歳代	30歳代	40歳代	50歳代	60歳代
100	最高にきつい	190	185	175	165	155
90	非常にきつい	175	170	165	155	145
80	きつい	165	160	150	145	135
70	ややきつい	150	145	140	135	125
60	やや楽である	135	135	130	125	120
50	楽である	125	120	115	110	110
40	非常に楽である	110	110	105	100	100
30	最高に楽である	90	90	90	90	90
20	普段と同じ	75	75	75	80	80

（McArdle WD et al, 1996, 文献4より）

度（PRE：Rating of Perceived Exertion）の感じ方を言葉で表現します．各年代における心拍数と関連させたものが表2です．ただし，各個人によって安静時の心拍数が異なり，心拍数の変動が大きい人などではこの表にあてはめると危険な場合も多いので，あくまで目安と理解してください．

11 その他の心拍数による全身持久力の評価方法

ⓐ PWC75％HRmax（身体的作業能力：physical work capacity）

自転車エルゴメータを用いて測定した心拍反応から作業能力を推定する方法です．予測最高心拍数の75％の時の仕事量を求めます．

ⓑ ステップテスト

高さ15cmの台を繰り返し昇降した時の心拍数から全身持久力を評価する方法です．詳細は成書を参照してください[1]．

12 持久力トレーニングに適用される負荷

1 RM（1 Repetition Maximum：1回しか実施できない負荷量）の67％以下で，12回以上反復できる負荷がよいとされています[1]．その負荷量での反復最大回数を測定します．臨床では，経過とともにこれが何回可能になったか，患者の記録をつけてモチベーション向上に利用できます．

この時，運動の大きさ，範囲，距離，一定時間あたりの回数（セット間のインターバル時間も含む）などを細かく設定すると持続時間が変わってくるので注意します．

Ⅱ. 運動プログラムの決定因子

> **はじめに**
>
> 運動を行う人に最適な持久力向上のための運動プログラムを提供するために考慮すべき因子がいくつかあります．まずリスク管理に留意し，過負荷の原則，特異性の原則，可逆性の原則および個別性の原理について理解します．次に個人の意欲や能力および運動環境も考慮したうえで，運動の強度，時間，頻度，様式など必要な因子を決定し，持久力向上を図ります．

1 リスク管理

患者に運動負荷を与えることが呼吸・心血管系，代謝系に対するリスクとなる場合は，医師の指示のもとに十分留意しなければなりません．運動負荷試験も慎重に行います．

運動負荷試験にあたっては，以下の事柄に注意しましょう．

- 心拍数を必ずモニターする（心電図）．
- 収縮期血圧が7～10mmHg/METs増加することを理解する．
- 収縮期血圧は220mmHg，拡張期血圧は120mmHgを超えないようにする．
- 呼吸が苦しくなってはいけない．
- 息切れ，胸部痛，皮膚の紅潮などの異常が生じないようにする．

2 運動強度

適切な運動強度は，過負荷の原則と特異性の原則に基づいて設定します．

- **過負荷の原則**：心血管系，呼吸器系および筋に対する持久力向上を目指す場合，日常生活で体験している負荷より高い負荷をかける必要があります．運動負荷はコンディショニング効果を生じる刺激閾値を超えるよう設定します．与えた負荷に対する適応が起こった時点で運動負荷を増やし，さらなる改善効果を期待します．

トレーニング刺激閾値の決定にあたっては以下のことを考慮します．

- **運動開始時の個人のフィットネスレベル**：普段からトレーニングをしていない人が持久力トレーニングを開始すると，初めのうちは最大酸素摂取量の40～50％の強度で1回拍出量が最大に達します．心拍出量がある程度頭打ちになると，次に心拍数を増やして時間あたりの循環血液量を増やし，適応しようとします．運動習慣のない人のほうが，ある人に比べトレーニング効果が大きく現れやすいこともわかっています．

- **遺伝的要因**：持久力トレーニングの効果に対する遺伝的要因に関する研究報告から，遺伝的要因は大きいことがわかっています[4]．しかし，運動習慣のない人でもトレーニングによってVO_2maxは20％改善します[5]．

- **年齢**：加齢に伴い最大運動能力は低下し，最大酸素摂取量は中高年では10年ごとに5～10％，運動中の最大心拍数も10年ごとに約3％低下するといわれています[6]．また加齢により最大心拍出量と最大換気量も低下しますが，持久力トレーニングによりこれら加齢による呼吸循環器反応の低下を抑制することは可能です．

- **性別**：最大酸素摂取量に関して，思春期以後では女性は男性の70～75％といわれています．
- **特異性の原則**：特異性の原則は，課せられる要素によって代謝系や生理系に適応が現れることを指しています．したがって以下のことがあてはまります．
  - 運動が異なれば，それに対する有酸素性作業能力または持久力活動評価は一致しない．
  - 筋力の増大と最大酸素摂取量の増加の関連性はない．
  - 無酸素性トレーニング効果は，有酸素性トレーニング効果に影響を与えない．
  - 有酸素性作業能力や持久力トレーニング効果は，無酵素系に何らトレーニング効果を及ぼさない．

3 運動時間

呼吸器系および心血管系の適応を促す適切な運動時間は，個人の行っている活動・運動，その強度，頻度，運動能力によって左右されます．一般に**最大心拍数の60～70％の運動ならば，1回20～30分**といわれています．運動強度が低ければ適応に必要な運動時間を長くする必要があります．

4 運動頻度

運動強度や運動時間ほど重要な要素ではないといわれますが，一般には**3～4回/週が適切**です．**体重減量には毎日トレーニングする**ことが奨励されます．**高齢者や回復期の患者では2回/週が有効**であるといわれます．また，米国スポーツ医学会では運動強度が低ければ長時間または10分以上の運動時間を1日何回でも行うことを奨励しています．

5 運動様式

大きな筋群をリズミカルに使い，有酸素運動を行うことが重要です．また活動に必要な筋と心肺系に負荷を与えなければなりません．**個人の能力，意欲，環境要素も考慮**に入れます．

6 可逆性の原則

大変重要なこととして，運動を中止すると，**脱トレーニング現象（運動前の状態に戻る）**がすぐに生じることを理解しましょう．

7 個別性の原理

トレーニング効果には個体差があります．トレーニング効果は，個人の要求とその人の身体能力が一致するように計画された場合に生じます．

Ⅲ. 有効な持久力トレーニングプログラム

> **はじめに**
>
> 持久力トレーニングの運動プログラムは，機能的能力の衰退を最小限に抑制し，**患者の身体機能回復を促進**します．運動プログラムには **3つの要素**が含まれています[3]．それは**ウォームアップ**，**有酸素運動**および**クールダウン**です．

1 ウォームアップ

ウォームアップには，活動開始と体の調節機能が適応するまでの時間的誤差を補う役目があります．10分間程度の全身体操がお勧めです．**目標心拍数は20拍/分以内**の上昇にとどめます．

ウォームアップ時は，以下のような生理学的反応が生じます．
- 筋温上昇による筋の粘性低下，神経伝導速度の上昇による筋収縮効率向上
- 筋温上昇に伴うヘモグロビンの酸化能改善
- 毛細血管の拡張による酸素供給増大
- 呼吸中枢の感度調節の向上
- 循環血流の増大と静脈還流の増加

2 有酸素運動

ⓐ 持続法

20〜60分の持続トレーニングを行うことで，運動中に多大なエネルギーが必要です．いったん定常状態に達すると有酸素性代謝によって筋は持続的にエネルギーを得ます．持久性に改善が生じると作業効率が増加し，運動時間をさらに長くしても過負荷に耐えうる現象が起きます．

ⓑ 間欠トレーニング

運動時間中に休息や安静時間を入れることです．休息は通常数秒から数分程度とします．休息期間中に筋のATPと酸素は補給，回復するので$VO_2 max$の増加が起きます．短い運動時間で有酸素系に負荷をかけたい場合には休息時間を運動時間と同等または最大5倍までとります．

ⓒ サーキット・トレーニング

一連の運動を数セット繰り返す運動様式のことです．ポイントは以下のとおりです．
- 大きな筋群と小さな筋群の両方が運動に参加できるようプログラムする
- 静的および動的要素を兼ね備えている
- 有酸素系と無酵素系の両方に働きかけて，筋力と持久力の改善を目的とする

これは有酸素系によるATP産生と無酵素系によるATP産生の相互作用による効果的なトレーニング方法です．

3 クールダウン

運動後に必要な休息の前の漸減的運動様式で，5〜10分間程度行います．目的は以下のとおりです．
- 静脈還流の維持による四肢のうっ血予防
- 心臓と脳への血流維持

- 代謝老廃物の酸化とエネルギー補給による回復促進
- 心血管系の合併症（心筋虚血や不整脈）予防

> **コラム③** 無酸素性閾値（嫌気性閾値，AT：Anaerobic Threshold）と乳酸閾値（LT：Lactate Threshold）
>
> 運動強度が比較的軽度で持続されると好気性代謝でのATP産生が可能ですが，運動負荷をしだいに強くすると，嫌気性代謝によるATP産生が動員される時期があります．この段階の運動強度を無酸素性閾値（AT）とよび，全身持久力や体力の指標として用います．ATの測定方法は運動負荷試験中の呼気ガス分析から，酸素摂取量と二酸化炭素排出量のグラフを描いて急な変化点を求める方法，酸素摂取量と分時換気量のグラフから求める方法（図4）などがあります．血中の乳酸濃度が急激に増加し始める時点の乳酸の値（LT）は健常者ではほぼATと一致するといわれており，最大酸素摂取量の50〜60％に相当します．ATレベルの運動強度は身体的負担が少なく，生活習慣予防や健康増進，脳血管疾患などに適しているため推奨されます．
>
> 図4　無酸素性閾値

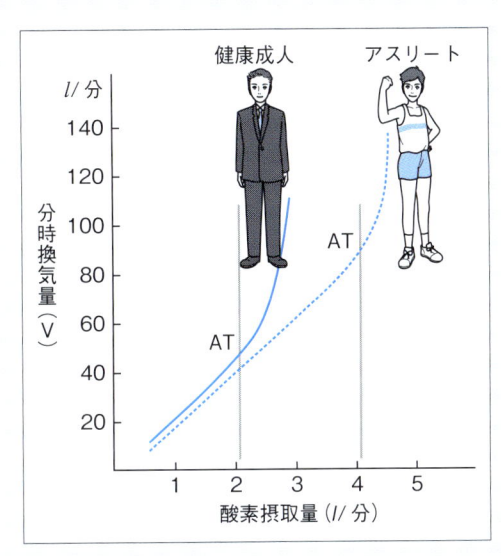

【ケーススタディ】　筋の酸素化能低下による持久力低下と思われた症例

患者：55歳，男性．身長168cm，体重70kg．既往疾患はなし．

過去にはフルマラソンを数回経験するなど運動習慣があったが，ここ数年は仕事が多忙となり，月に1〜2回週末に走る程度となっていた．体力低下を心配して運動指導を求め理学療法士のいるアスレチックジムを訪れ，アドバイスを受けた．

患者は「走る時は10km程度走ります．ゆっくり走れないので，すぐに疲れます」と言う．患者の訴えによると，心拍数はそれほど上がらず呼吸も苦しくないのに，ふくらはぎが重く張ってくるので，途中で走るのを止めるという．

これは末梢筋の酸素化能が低下した徴候かもしれないと考えた理学療法士は，「走る時はスピードを落とし，ジョギング程度で長距離または長時間走ること．普段の通勤での速歩，階段の利用も心がけてください」と指導した．それからAさんは，通勤を1駅歩いてから電車に乗ることを習慣にし，階段を利用した．1か月でふくらはぎの張りは消失し，歩く習慣が定着して体重も2か月で5kg減量できた．

心肺機能が比較的保たれていたこの患者のように，体力が低下した徴候を運動時の息切れや心拍数上昇で訴えない人もいることを学んだ事例である．

第5章 文 献

1) 伊藤浩充：持久力低下に対する運動療法〔市橋則明（編）：運動療法学　障害別アプローチの理論と実際〕．文光堂，2008．
2) 本郷利憲・他：標準生理学　第6版．p394，医学書院，2005．
3) Kisner C, Colby LA：Therapeutic Exercise Foundations and Techniques 5th ed. F A Davis, 2007.
4) McArdle WD et al：Exercise Physiology, Energy, Nutrition and Human Performance 5th ed,. Williams & Wilkins, 1996.
5) Wilmore JH, Costill DL：Physiology of Sport and Exercise 3rd ed. Champaign, IL, Human Kinetics.
6) 岩岡研典：トレーニングと老化〔トレーニング科学研究会（編）：トレーニング科学ハンドブック〕．pp344-355，朝倉書店，1997．

6章 起居動作練習

Ⅰ. 起居動作の基礎知識
Ⅱ. 起居動作練習の方法

Ⅰ. 起居動作の基礎知識

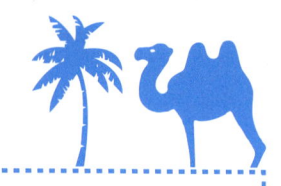

> **はじめに**
>
> 　起居動作は，人が実生活で行っている**身体活動の基本となっている動作**を指します．それは1日の生活を通して身体の姿勢と肢位が静的，動的に変化しつつ実践されるものです．ここでは起居動作を，私たちが朝起きた時から寝るまでに生活の場で行っている動作，あるいは患者が病院での入院生活で行っている病室での動作と捉えて解説していきます．

1　起居動作練習の目的は？

　生活の基本動作に障害が生じた場合，その遂行能力を回復させ，再獲得（あるいは獲得）させることを目的として**起居動作練習**を行います．障害をもったとき，筋力や関節可動域の回復を待って起居動作を行うのではなく，同時にあるいは場合によっては先行して行わなければならない状況もあります．その際，理学療法士は障害された動作を特定し，その原因と治療法を見つけ出す必要があります．そのためには，起居動作に関する一定の知識をもつことが重要です．

2　起居動作に含まれる基本姿勢，基本動作は？

　生活スタイルは個人によって異なります．運動機能が障害された時，自分の体を移動させることが困難になります．つまり重心をいかに**安全に効率よく移動**させられるかが動作学習の鍵となります．

　身体を物理的な物体と考えた場合，その物体の**安定性と可動性は形と大きさ，比重，構造などによって左右されます**．例えば人が背臥位になっている場合，支持基底面積が大きく安定しています．横からその体を押しても動かすことはなかなか困難です．ところが肩幅程度に足を開いた状態で立っている人を前から押して後ろによろけさせることはそれほど難しくありません．つまり，立位では重心の位置が高いために位置，姿勢を変化させやすいのです（図1）．

　背臥位から立位になるにはいろいろな動作と肢位が間に含まれます．**基本肢位とよばれるものには，臥位，座位，膝立ち，片膝立ち，立位などがありますが**，私たちがとりうる姿勢には身体部位，肢節がどのような関節角度にあり，床面とどの部分がどのように接しているかによって**豊富なバリエーション**が存在します．この起居動作学習を考える場合に重要なのは，次の4つの要素です．

- 支持基底面
- 重心の位置
- 支持基底面と重心との位置関係
- 身体各部位の関節角度

　ある姿勢から次の姿勢へと変化する時，各筋活動の大きさとタイミングが調和をとりながら，これら4要素が時々刻々と変化して動作が遂行されます．図2は臥位から立位に至る基本的な姿勢変換動作の運動パターンの連結を描いたものです．このように**さまざまなパターンで背臥位から立位になることができます**[1]．

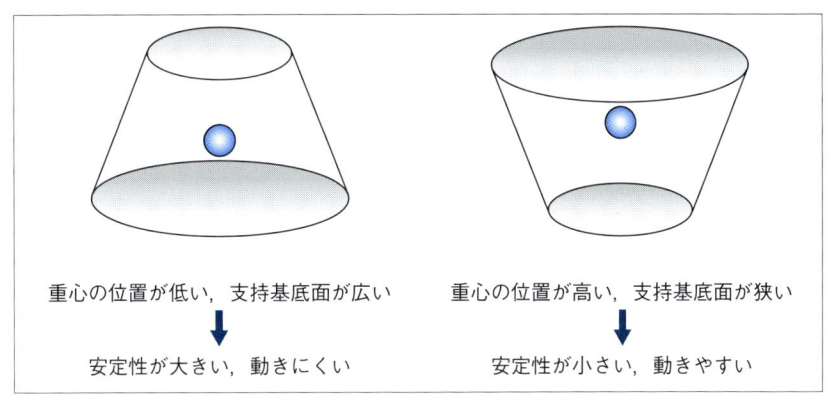

図1　重心の位置と支持基底面，安定性と動きやすさの関係

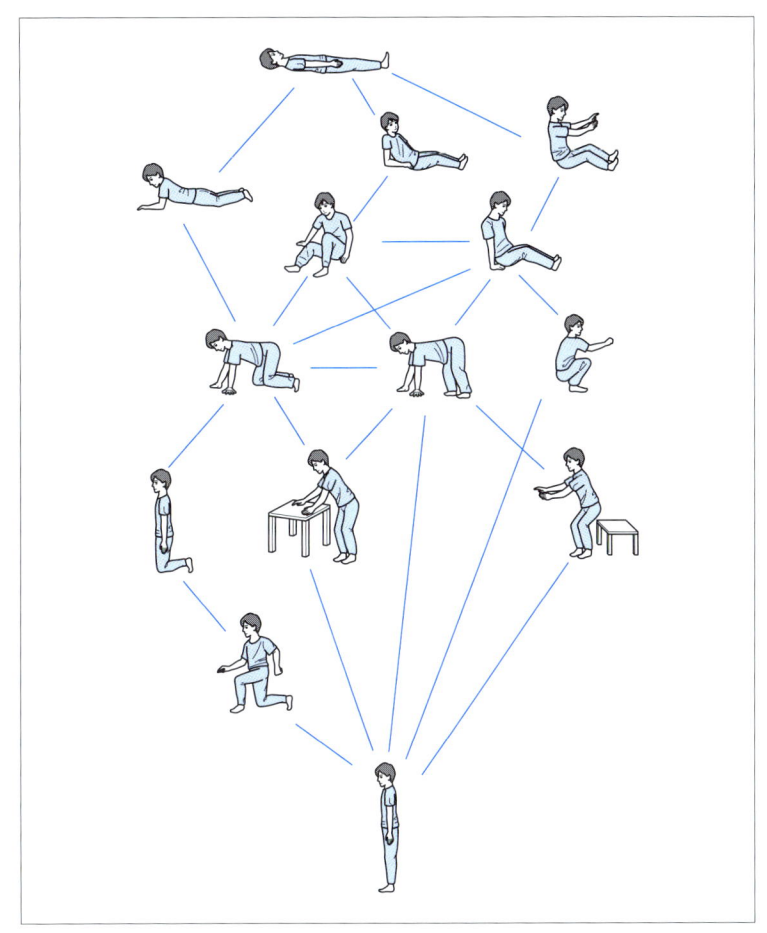

- 重心の位置が低い，支持基底面が広い → 安定性が大きい，動きにくい
- 重心の位置が高い，支持基底面が狭い → 安定性が小さい，動きやすい

図2　臥位から立位までの姿勢変換動作　　　　（中村，1986，文献1より）

3 高齢者や運動障害をもつ場合の運動パターン

　若年者に比べ，**高齢者の運動の特徴**は以下のようにまとめることができます[2]．

- 動作のバリエーションが少ない
- 起居動作能力の個体差が大きい
- 運動遂行に時間を要する
- 高い重心位置での動作が稚拙である

　また運動障害がある場合は，その**障害特有の運**

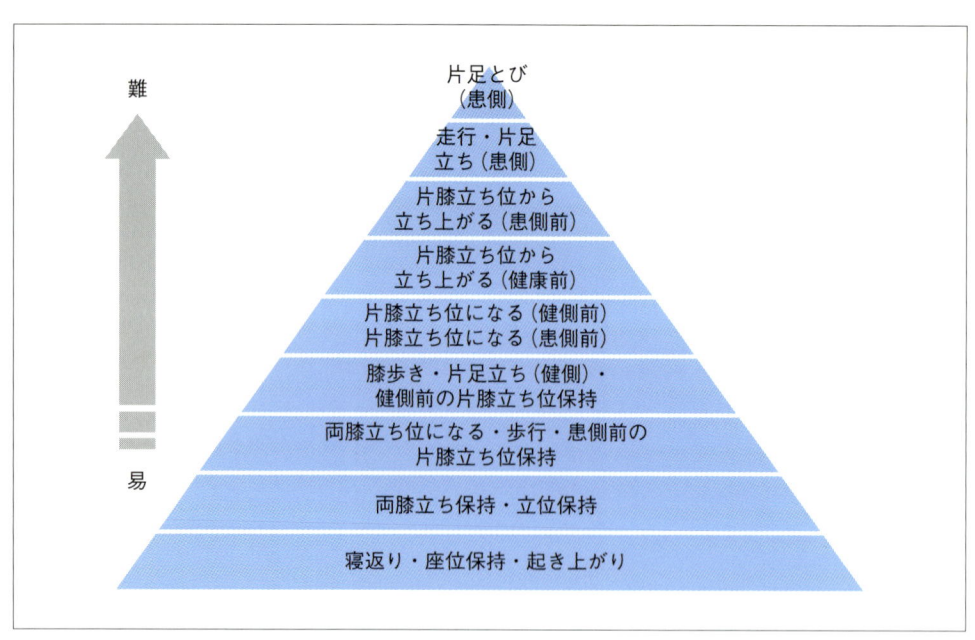

```
                    片足とび
                    （患側）
              走行・片足
              立ち（患側）
         片膝立ち位から
         立ち上がる（患側前）
        片膝立ち位から
        立ち上がる（健側前）
      片膝立ち位になる（健側前）
      片膝立ち位になる（患側前）
     膝歩き・片足立ち（健側）・
     健側前の片膝立ち位保持
    両膝立ち位になる・歩行・患側前の
         片膝立ち位保持
     両膝立ち保持・立位保持
     寝返り・座位保持・起き上がり
```

図3　片麻痺患者の基本肢位・動作の難易度　　　　　　　　　　（田口，2006，文献2より）

動パターンが存在します．例えば片麻痺では麻痺側は左右方向の体半分ですが，四肢麻痺や対麻痺では頭尾方向で高位の異なる麻痺像を呈します．変形性股関節症であれば，障害のある股関節の痛みを回避したり，関節可動域制限を代償したりする動作が特徴として現れます．

正常な運動発達の概念から考えると，臥位での動作→四つ這いなどの床上動作→座位→立位→歩行へと動作の難易度が増しますが，運動障害がある場合には障害により獲得できる動作の難易度には順位性の逆転がみられることが指摘されています（図3）[3]．実際に，片膝立ちからの立位ができなくても歩くことはできる症例をよくみかけます．

4　動作獲得を目指した指導方法のポイント

動作の獲得を目指す場合の指導方法のポイントは次のとおりです．
- 安全性：安全で確実に動作が行われること
- 実用性：必要な時，時間内にできること
- 多様性または応用性：1つの動作の獲得が関連した動作に汎化できること

また，動作の難易度が低いものから高いものへ，基本動作から応用動作へと獲得水準を向上させたい場合，以下のことをポイントとして進めるとよいでしょう．
- 課題となる姿勢・動作の保持→その姿勢での重心移動練習
- 支持基底面の大きい動作→支持基底面の小さい動作
- 重心の低い動作→重心の高い動作
- 重心移動が小さい動作（静的）→重心移動が大きい動作（動的）

5　運動指導実施までの流れ

基本動作の習得を目的に運動指導をする場合，評価→問題点の抽出→具体的指導と順序立てて考える必要があります．その手順を以下に示します．

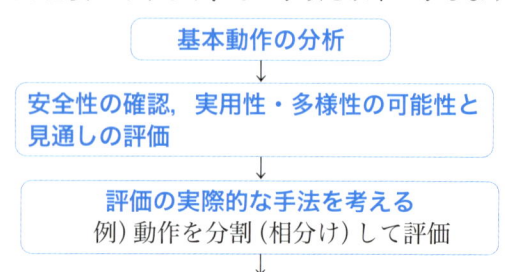

　　　　　基本動作の分析
　　　　　　　↓
　　安全性の確認，実用性・多様性の可能性と
　　見通しの評価
　　　　　　　↓
　　　評価の実際的な手法を考える
　　　例）動作を分割（相分け）して評価
　　　　　　　↓

障害の原因要素の抽出
↓
治療手技の具体的選択：徒手的介助，誘導など

a 基本動作とは？

臥位から立位までの姿勢変換に含まれる，構えと体位の移動のことです．人が生活していくために必要で，誰にも共通した一連の身体動作を日常生活動作（ADL）とよびます．その中でも最も重心位置が低い臥位から起き上がって座位へ，座位からさらに重心の高い立位へと体位を変えることが日常的に行われています．日本独特の和室の生活では床に腰をおろす動作と床から立ち上がる動作が必要です．ベッドを使用している人では起き上がってベッドの端に腰かけた座位から立ち上がります．また床に座った姿勢から立位になるにもさまざまな姿勢の変換が可能であり，生活の場面で使い分けています．

本章では日常生活に不可欠な動作群を起居動作と定め，この運動をより効果的に獲得する方法について学びます．

このように人の生活における運動行動は，運動，動作，行為の3側面から成り立っており，それを分析するにはそれぞれに対応した運動行動の枠組みを明確化する必要があります[4]．その観点から考察すると，動作を練習する際には，動作を評価する手段（動作の分析：主観的，客観的）を持ち合わせておく必要が生じます（コラム①）．

b 基本動作に必要な運動機能は？

基本動作に必要な運動機能は，以下のとおりです．
- 構造的な支持機能（骨・関節）
- 抗重力活動に必要な健全な神経筋活動
- 肢位を保持する平衡機能
- 協調した目的運動ができる運動制御機能と運動学習機能

c 具体例で動作を眺めてみよう
　　―ベッドからの起き上がり動作

例えば私たちが左へ寝返って長座位になるという体位を変える運動を行うとき，単一筋が活動するのではなく，瞬時にあるいは動く体節に先行して遠位にある筋が活動します．この場合，まず頸が起き上がり（屈曲），左方向へ回旋し，続いて上部体幹が床から離れて捻れ（回旋）が起こり，骨盤も回旋します．続いて左の前腕部で体重を支持した後に体幹全体が床から持ち上がって対側へ回旋し，長座位となります（図4-①～④）．

このようにある動きに伴って共同して活動する一連の筋群を共同筋といいますが，その活動によって合理的な動作がいとも簡単に遂行されています．私たちの動作を考える場合には，次の5つの事項を考慮する必要があります．
- 体重心位置
- 支持基底面の広さ
- 床反力ベクトルの大きさ
- 動きの方向と各関節の位置関係
- 筋活動

☕ コラム①　運動・動作・行為とは？[3]

- 運動（movement）：運動とは，時間軸にそった身体の各部位の空間的位置変化である．姿勢（体位と構え）が時間的に連続して変化したもので，身体の動く方向，身体軸と重力の関係または身体各部位の相対的位置関係の変化として捉えられる．
- 動作（motion）：身体各部位の運動を統合した動きを意味し，運動によって具体的に行われる仕事（work），課題（task）との関係から行動（behavior）を捉える時に用いる単位となる．
- 行為（action, conduct）：運動によって達成される結果，あるいは運動の目標で定められるもので，社会文化的意味や意図との関連から行動を捉える時の単位となる．

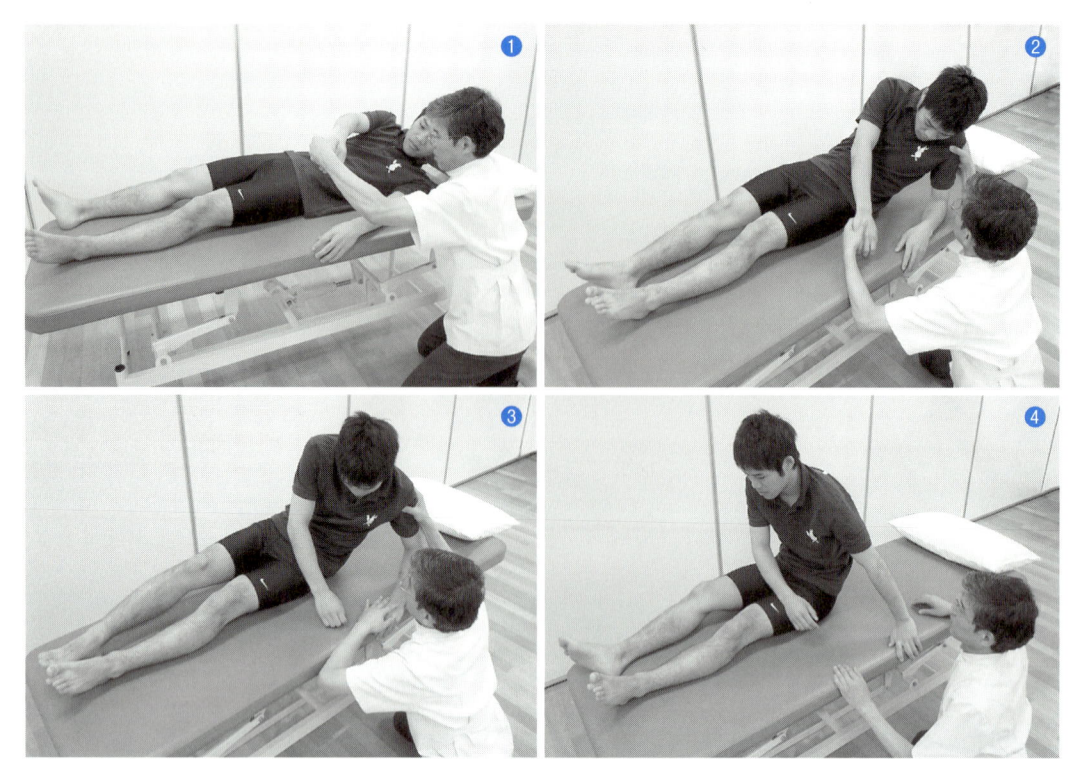

図4-①〜④　背臥位から長座位へ・左からの起き上がり（左片麻痺者の場合）

ⓓ 身体重量の意味

私たちの運動では身体重量があることが前提です．筋が付着する起始部と停止部間で筋が収縮して力が発揮されるわけですが，起始部の肢節をその場にとどめておくためにも重量が必要となります（コラム②）．

ⓔ 身体を安定させる機能

重心位置がある方向に移動して，動く前よりも不安定になった時，それを安定させるための戦略としてKlein-Vogelbachは**カウンターウェイト（CW）**と**カウンターアクティビティ（CA）**を定義し，その2つの戦略で**安定メカニズム**を説明しています．

三角錐や円錐は立体として安定しています．これを身体にあてはめると，重心の近くに均等に体の各部位を分配することができれば安定した姿勢となります．このような戦略がCWです．CAとは重心が支持基底面から動いた方向と反対側の身体重量を増加させる筋活動のことを指します．CA戦略は，重心が支持基底面から動いた方向から反対方向へ引き戻すために，支持基底面に接した身体部位近くから始まり，制御がきかなければ連鎖的に遠位へと広がっていく活動です．もちろんこれらが程よく遂行されるためには三半規管などの平衡機能が健全であることが前提となります（図6）．

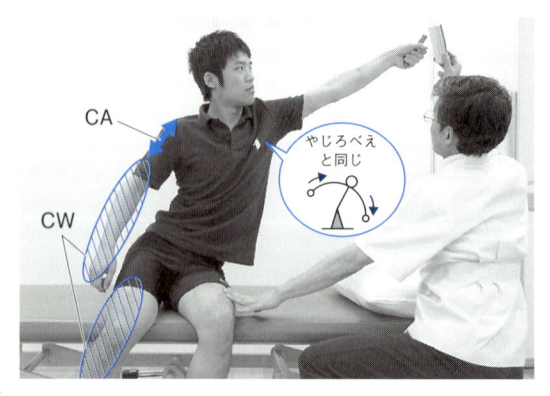

図6　右上下肢の重みがカウンターウェイト（CW），右三角筋の活動がカウンターアクティビティ（CA）

コラム② 原始的な全身的運動からみるテンタクルとブリッジ動作

基本的に重力が作用する地上で生物が動くためには大きく分けると2つのタイプの抗重力活動が必要です．その2つの抗重力活動の基本形がテンタクル（tentacle：触角，触手）活動とブリッジ（bridge：橋かけ）活動です．原始的な散在神経を有する腔腸動物であるヒドラがとんぼ返りをしながら移動する行動様式を観察すると，人類がその基本パターンを保持しているのですから興味深いですね．

テンタクル活動は床に接している部位から離れたところにあって触手のように飛び出た部分が自由空間で動く現象のことを指します．この場合，天地でいうと「天」を向いた体側にある筋群が主動作筋になります．ブリッジ活動は床に接した部分が支持点となってその支持点間にある身体部位を持ち上げるように（アーチ形成）して支える活動を行いますが，それによって支持間の部位の移動が可能です．つまり，床との接触点を支点として，身体の中央部分を移動させることを可能とする活動様式です．支持点を滑らせれば尺取り虫のように移動させることを可能にする運動です（図5)[5]．

テンタクル活動は末梢部分を動かし，その部位を移動させる運動です．ブリッジ活動はCKC，テンタクル活動はOKC，と捉えることが可能で，頭と尾がある生命体の基本構造が運動していく仕組みが，進化の過程にあっても基本的に逸脱していないことになります．

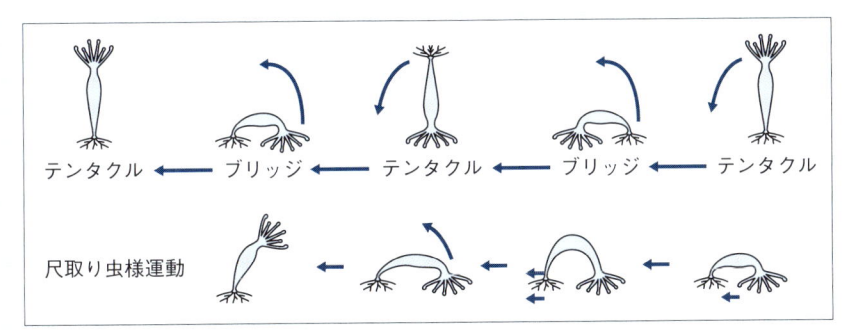

図5　ヒドラの移動様式（ブリッジとテンタクル，尺取り虫様運動）
（阿杉・小泉，2007，文献5より）

6　安全性の確認，実用性・多様性の可能性と見通しの評価

「2章　運動学習」でも取り上げましたが，ある運動が定着し，確実に日常でも安心・安全に活用できるためには，**課題運動を行うための基本運動に同一の運動要素を取り入れる**必要性があり，さらに運動に多様性が求められます．そのため必然的に評価が重要となります．例えば座位から立ち上がる場合，体幹を伸展位に保持したまま，坐骨の後方にあった荷重面をしだいに前方に移動させることは立位への準備動作として必要です．その動作を体幹屈曲を伴って行うと，いわゆるお辞儀動作になり，機能的な立位動作へつなげることは困難となります．脊柱の伸展を維持したままでの重心の前方移動が座位で可能と評価できれば，立ち上がり動作を獲得できる見通しが立てられます．

7　動作の分析

a　基本動作の観察

可能か不可能かだけではなく，**不可能である原因**，**運動様式の評価**，**できない運動の相**，**外界か**

らの必要な援助の量と質，今後の見通しなどを詳細に分析することが重要です．その際，介助した量，介助方法の難易度，物的介助か人的介助かなどの項目を確認するために，実際に行っている様子を評価します．

ⓑ 起居動作の多様性の評価

障害の違いにより，起居動作も多様化します．個人に適した安全で効率のよい方法を見つけましょう．

ⓒ 起居動作遂行様式の実際的な評価手法

● **動作を分割（相分け）して評価する**

動作が楽に行える相と困難な相に分けて考えます．逆に一連の動作と捉え，初めから終わりまで完遂する方法もありますが，抱えている問題が明確にならないことがあります．

● **障害の原因を抽出する**

これは評価のなかで最も重要で，治療へつなげるために必要な項目です．

II．起居動作練習の方法

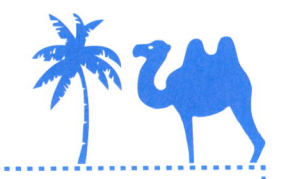

> **はじめに**
>
> 　起居動作の自立は日常生活を営むうえで非常に大切で，活動能力を左右します．個々の運動能力に適した動作の習得を目指しますが，障害の重症度，残存する筋力，可動域，運動学習能力などさまざまな要因を十分考慮して，安全で最適な方法を指導するよう心がけましょう．ここでは典型的な方法をイラストを用いて紹介しますが，バリエーションはさらに数多くあると思います．困難な場合には福祉機器を導入することも選択肢に入れておきましょう．

1 ベッドからの起き上がり→座位保持

　①まず，背臥位から片側肘をつき，支持となる前腕から肘のあたりを見るように伝えます（図7-①）．さらに体を起こし，腹筋群の収縮を保持したまま片側肘に体重をかけさせますが，上半身の重みで下肢が浮きそうになることを利用します．

　②つまりこの時，両下肢を浮かせながら左側へ移動させ左股関節を中心に回転するイメージを

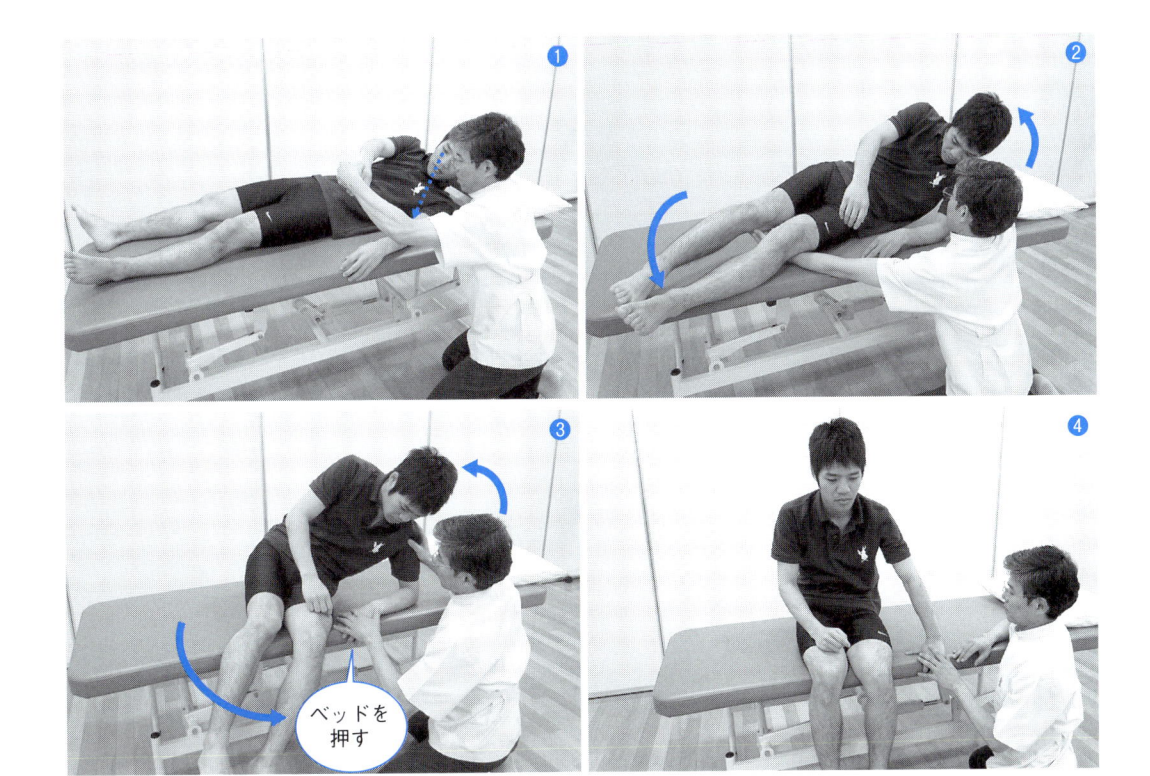

図7　背臥位から座位（右片麻痺）

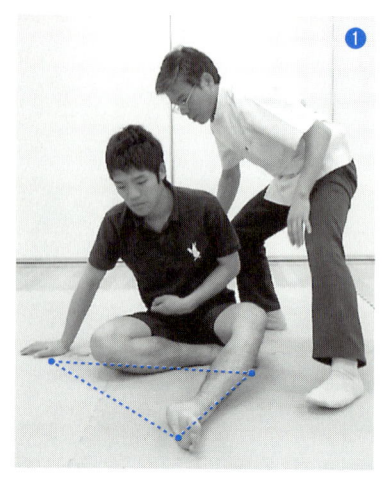

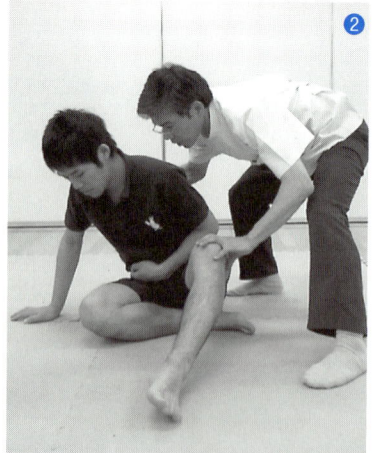

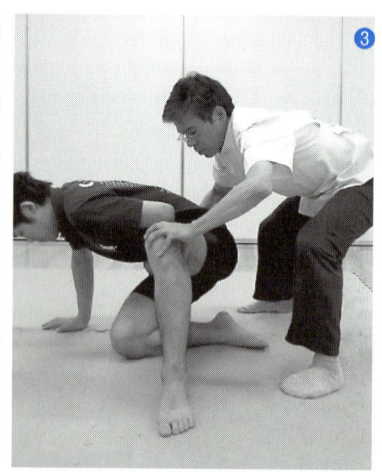

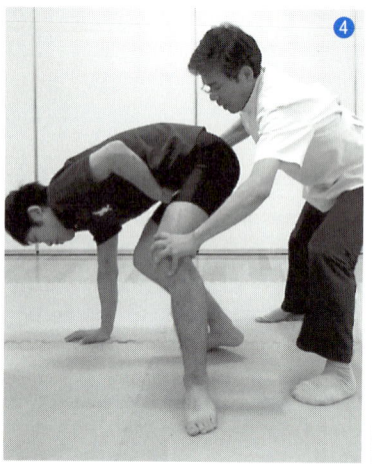

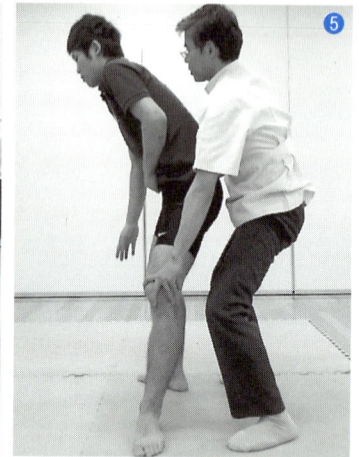

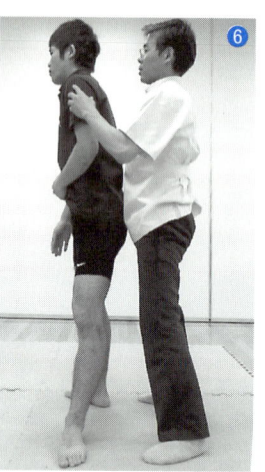

図8 床からの立ち上がり（左片麻痺）

③ 捻った体をひとかたまりにしてベッド左端方向への回転運動を続けます．両足がベッドの端からはみ出し，重力の作用が働き始めると，腹筋群の等尺性収縮が可能な状態ではそのまま上半身が起き上がってきます．この時，肘は屈曲位からしだいに伸展位へと移行し，前腕支持から手掌支持へと移っていきます．ベッドを手掌で押す動作が求められます（図7-③）．

④ 最終的にはあまり勢いがつきすぎないよう，スピードをコントロールできることが大切ですが，逆にあまりゆっくり行うと持続的な屈筋群の筋収縮が要求され，患者の負担になります．理学療法士は一連の運動を制御する必要があり，そのタイミング，運動の大きさ，方向，介助量を適切に定め，誘導します（図7-④）．

2 床からの立ち上がり（片麻痺患者）

片麻痺がある場合，何も道具（椅子など）を使用しない場合と椅子やT字杖を利用する場合では，立ち上がりの方法が異なります．

ⓐ 杖などを使わない方法

この方法のポイントは，患側の膝を伸展し，健側膝は交差するように屈曲させ，健側の手掌，患側の足底および健側の足底の3点を結ぶと三角形となって安定するような位置関係をとることです（図8-①）．次に頭部・上部体幹の前屈とともに殿部の位置が高くなるように持ち上げ，患側下肢へ徐々に体重を負荷していきます（図8-②，③）．しかしその負荷度合いは，患側下肢の機能によっ

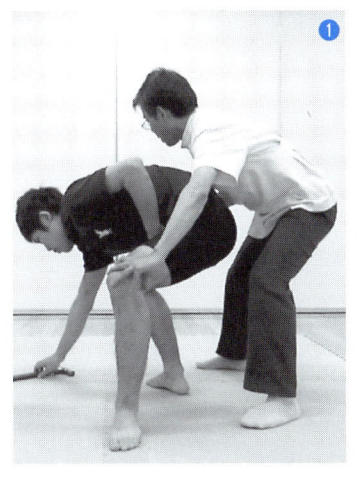

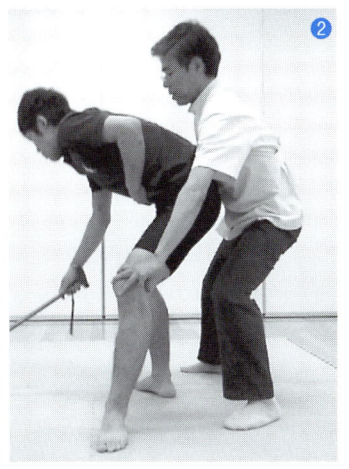

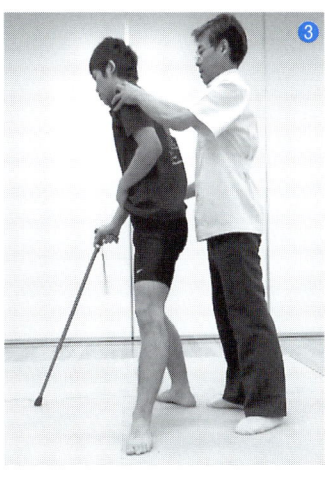

図9 杖を取って立つ

ては最小限にとどめます．患側下肢の支持機能が不良な場合は主に健側上下肢で支持させます．殿部が持ち上がったら，健側の足関節を背屈させ，MP関節を過伸展させて（足指背屈）健側足底支持の準備をします．さらに健側手掌に体重をかけ，十分に殿部が持ち上がったら片手での高這い様の肢位となり（図8-④），最後は両下肢に全荷重させ立位となります（図8-⑤，⑥）．

ⓑ 杖を使用する場合

「ⓐ 杖などを使わない方法」と同じ方法で実施し，図8-④の肢位から両下肢に全荷重する際に杖を取り，立位になった瞬間に杖をついて支持に使います（図9-①，②，③）．

ⓒ 椅子などの台を使用する方法

殿部を持ち上げるところまでは前述の２つの方法と同様です（図10-①）．殿部を持ち上げた後，台に手をついて（図10-②）ピボットし（図10-③），台に腰かけます（図10-④）．その後，台での座位から立ち上がります．

3 立位から床に座る（片麻痺患者）

「床からの立ち上がり」の逆の方法で行います．初めは恐怖心を伴うことが多いものですが，実際には立位から床へ座ることは重心の位置を低くするわけですから（位置エネルギーが高いほうから低いほうへ移る），このほうが容易です．眼の高さと床との距離が長いために恐怖心を抱く患者では，最初に椅子での座位姿勢から床へ座ることを練習しましょう．

4 車いすから床に座る（片麻痺患者）

これはかなりの困難を伴います．生活で実践している患者はほとんど見かけません．車いすのフットレスト，フットプレートが動作を困難にしますので，フットレストが取りはずし可能またはスウィング・アウトする機能をもつ車いすのほうが容易になります．この場合のポイントは，殿部を可能なかぎり車いすの座面前方にずらした位置から，床に健側手掌をつくことです．また体幹と股関節の屈曲可動域が十分確保できていることも条件となります（図11）．

5 座位からの立ち上がり（片麻痺患者）

図3で示したように，座位保持に次いで容易な動作が立位保持です．90％は自立するといわれていますが，日常で何度も行う動作としてきわめて重要です．立ち上がり動作ではいくつかの重要なポイントがあります．

6章 起居動作練習

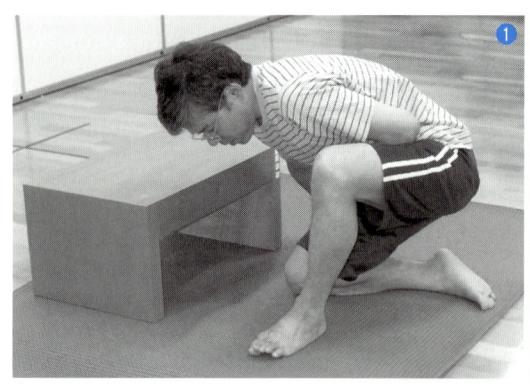

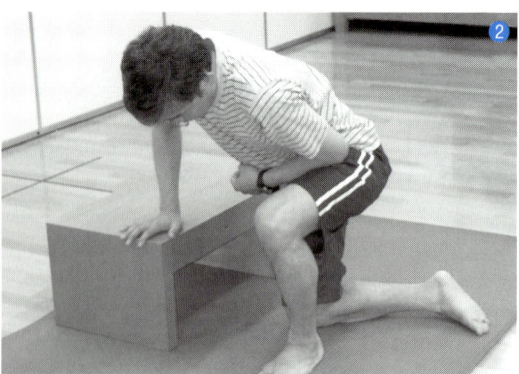

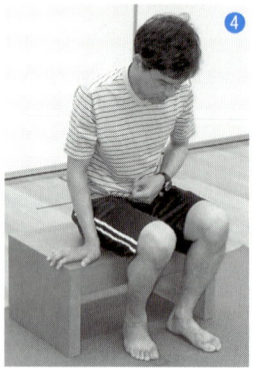

❹ 図10 床から椅子へ座る

車いすを止める

なるべく座面前方に座る

患側足を前へ

健側手掌をつく

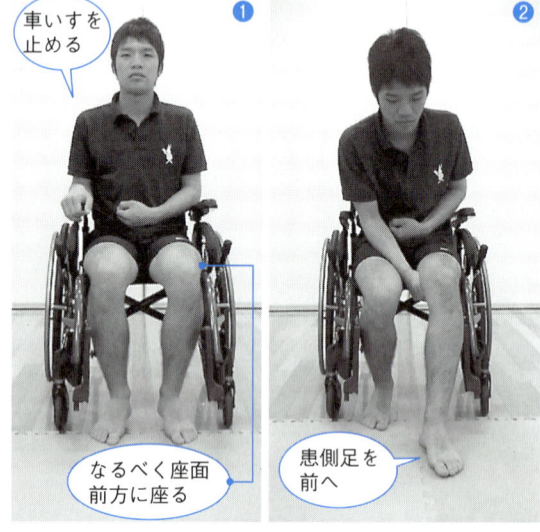

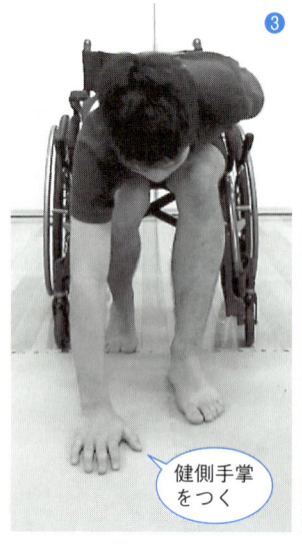

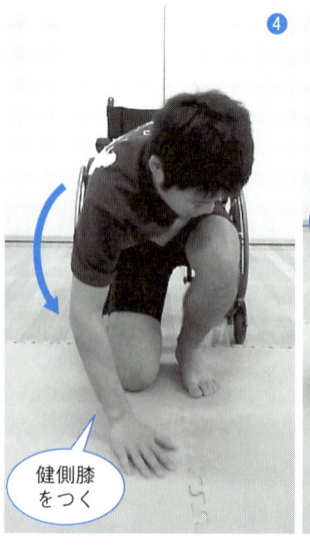

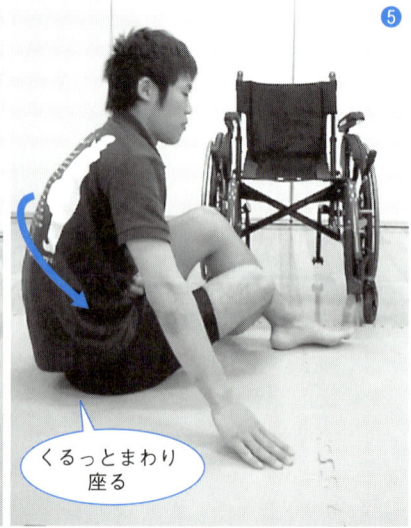

健側膝をつく

くるっとまわり座る

図11 車いすから床へ座る（左片麻痺）

80

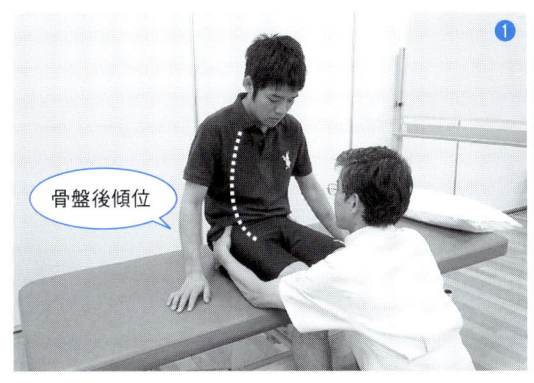

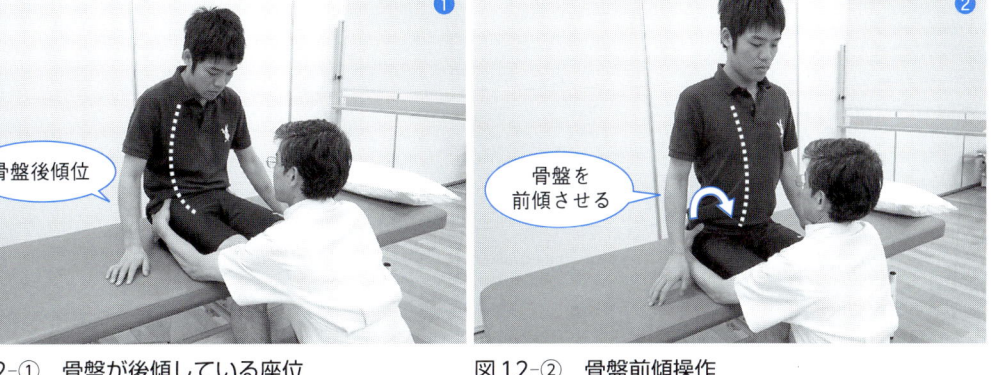

図12-①　骨盤が後傾している座位　　　図12-②　骨盤前傾操作

a 座位時の骨盤後傾の回避

座位が不安定な患者ほど，支持基底面を広げようと骨盤を後傾させた肢位をとろうとします．また立位への不安感をもっていますので体幹全体も後方へ引いた脊柱後弯姿勢をとる傾向にあります．この姿勢から立位動作に移行するのは非常に苦労します．まず脊柱を可能なかぎり直立させた座位姿勢をとらせるために骨盤を操作して前傾させます（図12）．

b 座位からの立ち上がり

両足部は椅子側に引かせますが，患側支持が不十分な場合は健側優位の荷重としたほうが安全な場合が多いです．機能改善に伴い患側荷重の度合いをコントロールしましょう．患側股関節の外転・外旋位は極力避け，中間位とします（図13-①）．その位置から体幹を屈曲させるのではなく，股関節を十分屈曲させ（図13-②），坐骨前方へ支持面が移ったところで殿部が浮いた頃合いをみて膝を伸展させるように指示します（図13-③）．この時，頭部は床を見るようにお辞儀するのではなく，前方を見つめるように指導しましょう．両足部は肩幅程度に開きます．図13-③では理学療法士が患側の膝を押さえ，患側下肢への荷重・支持を促しています．

患者の機能によって支持する部位，力の方向，支持量を変えることは言うまでもありません．理学療法士は患者の運動タイミングと同調することがポイントです（図13-④）．

6 対麻痺・四肢麻痺の起居動作練習のポイント

a 上肢の運動の利用

片麻痺と異なり，脊髄損傷による麻痺の特徴は体の頭尾方向の髄節に基づいた横断的な筋力低下です．したがって損傷レベルによっては上肢の麻痺も存在するため，上肢運動も不十分となります．

●両上肢を体側へ振る反動を利用した起き上がり（頸髄損傷例）

何度か対側へ両上肢を振り，その運動エネルギーと反動を利用して頸部→体幹→骨盤→下肢へと回転力を伝え，寝返る方法です（図14, 15）．

b 筋の起始停止の逆転（支持点転換の連鎖）

一般に筋の起始は近位部，停止は遠位部を示すとされています．しかし体幹が麻痺する四肢麻痺患者では，動作学習において遠位部を固定させて筋収縮させることにより体幹に近い部位（近位部）を動かすことができます．つまり起始部が停止部に，停止部が起始部に変換され，動きの伝わり方が逆方向となります．このことを利用して，中枢部と末梢部を上手に動かし，体位を変換したり，身体を移動します（図16, 17）．

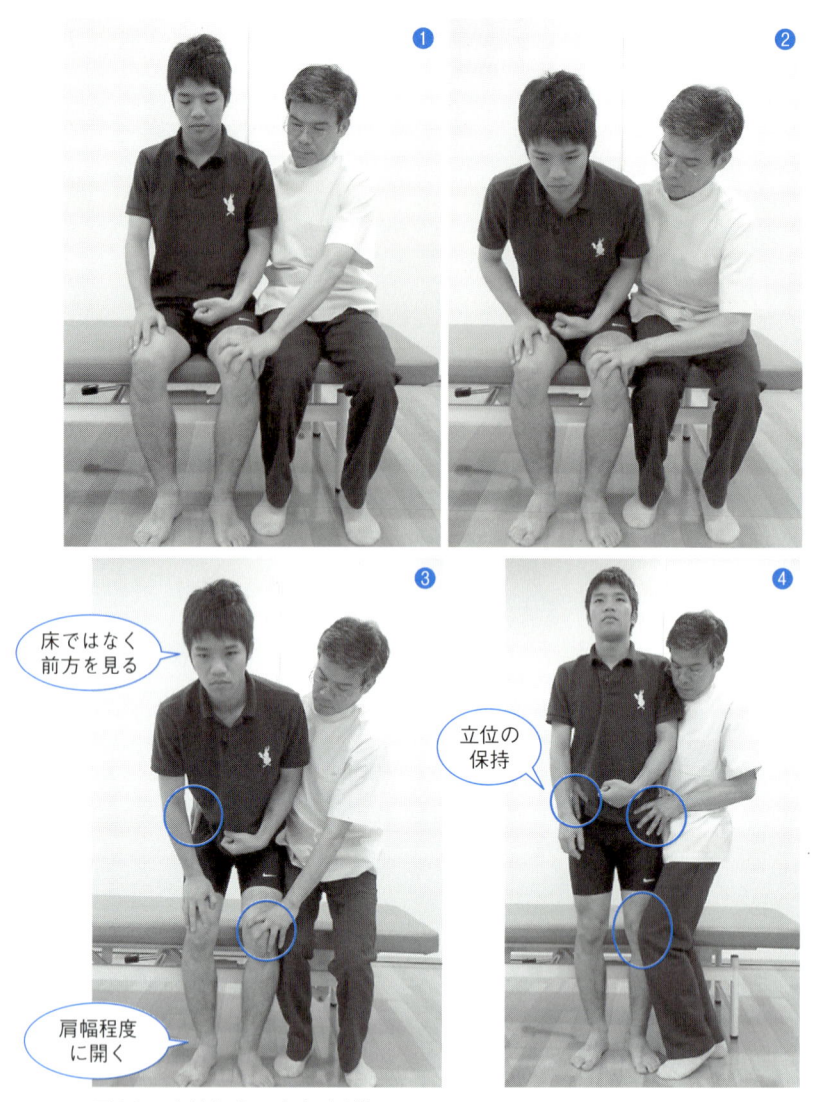

図13 座位からの立ち上がり

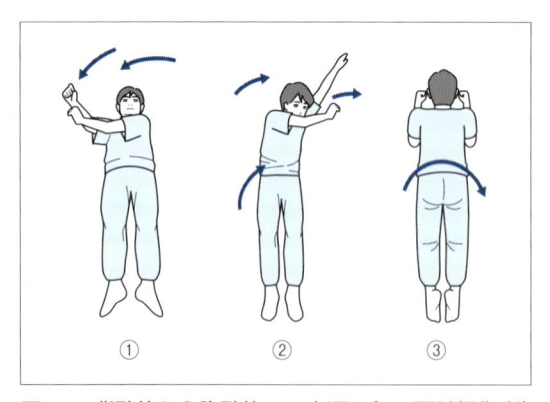

床ではなく前方を見る
肩幅程度に開く
立位の保持

図14 背臥位から腹臥位への寝返り(C7頸髄損傷者)

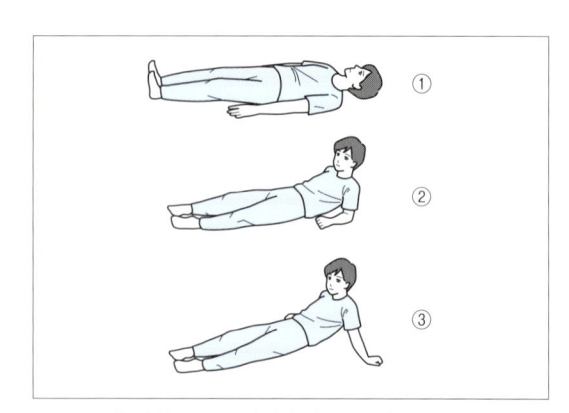

図15 背臥位から前腕支持背臥位(on elbow)，長座位(on hand)肢位へ(C7頸髄損傷者)

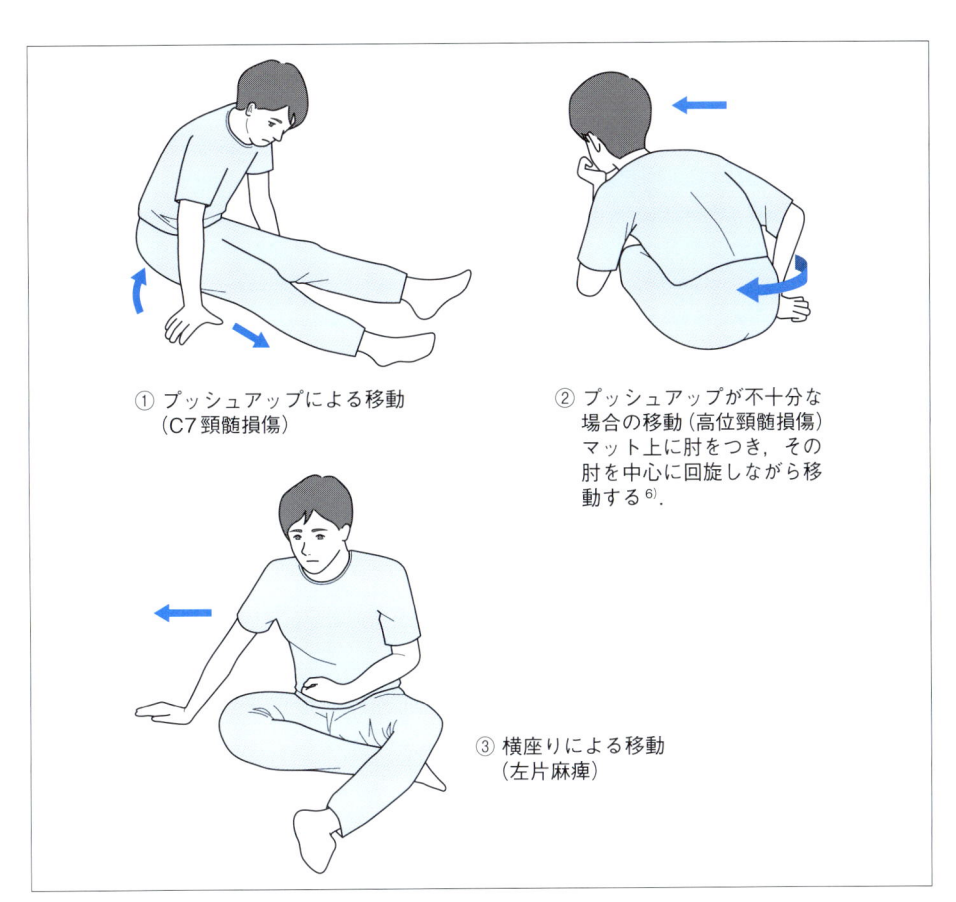

① プッシュアップによる移動
（C7頸髄損傷）

② プッシュアップが不十分な場合の移動（高位頸髄損傷）マット上に肘をつき，その肘を中心に回旋しながら移動する[6]．

③ 横座りによる移動
（左片麻痺）

図16　マット上での移動動作

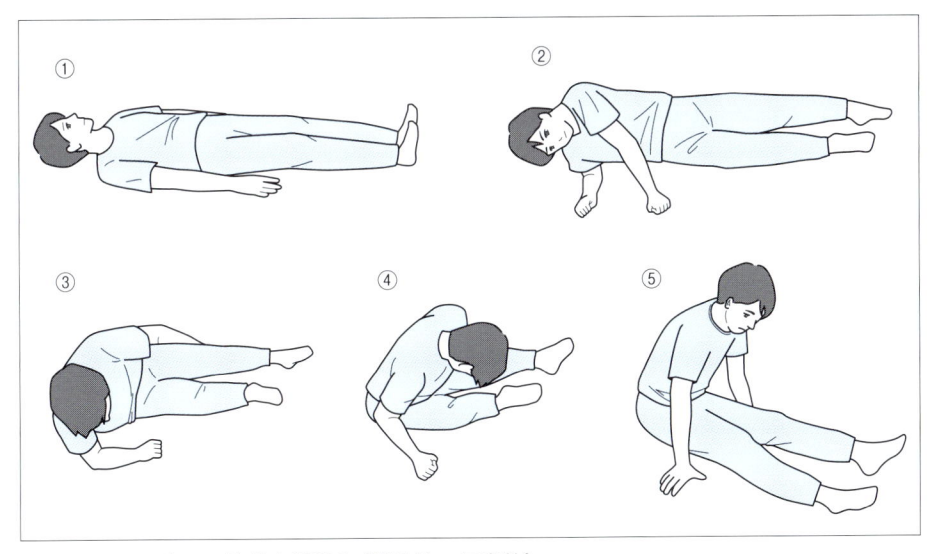

図17　マット上での体位変換動作（背臥位→長座位）

【ケーススタディ】

患者：63歳の女性，両側変形性股関節症．

　疼痛が強くなって来院し理学療法を開始した．それまで20年以上，股関節が痛かったが整形外科を受診しなかった．症例が普段行っている立ち上がり方法を図18に示す．このように関節可動域制限や痛みがある場合には，工夫した動作パターンが観察される．

　参考までに本症例の左右股関節の可動域角度（°）はそれぞれ屈曲/伸展（右）90/0，（左）95/0，外転（右）20，（左）25，外旋（右）0，（左）5であった．

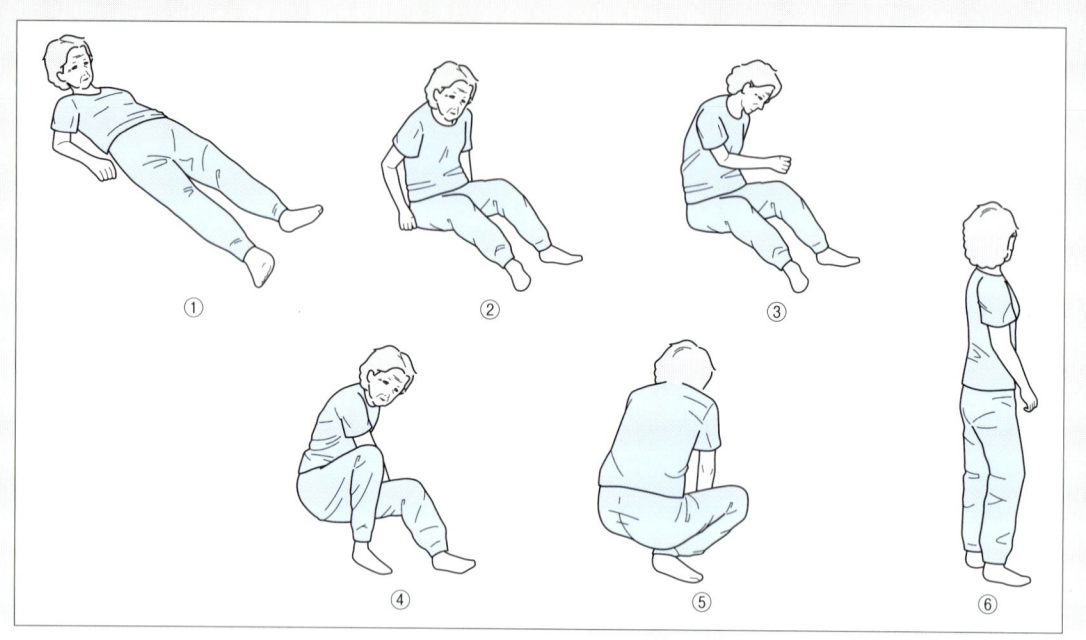

図18　本症例の立ち上がり方法

第6章　文献

1) 中村隆一（監修）：脳卒中のリハビリテーション．永井書店，1986．
2) 田口孝行：基本動作の獲得・改善〔柳沢　健（編）：運動療法学〕．金原出版，2006．
3) 大川弥生：脳卒中患者のADL　自立・早期社会復帰を目指す積極的リハビリテーションプログラム．総合リハ，18：945-953，1990．
4) 中村隆一・他：基礎運動学　第6版．医歯薬出版，2003．
5) 阿形清和・小泉修共（編）：神経系の多様性-その起源と進化-シリーズ21世紀の動物科学7．p25，陪風館，2007．
6) 神奈川リハビリテーション病院脊髄損傷マニュアル編集委員会：脊髄損傷マニュアル　リハビリテーションマネージメント　第2版．医学書院，1996．

7章 バランス改善運動

Ⅰ．バランス能力とは
Ⅱ．バランストレーニングの方法

I．バランス能力とは

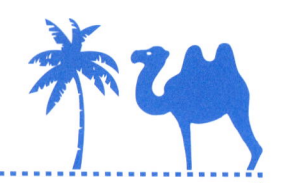

> **はじめに**
>
> 立位姿勢の安定性が崩れると，**支持基底面から重心位置が逸脱し転倒する**危険性が増えます．**バランスとは姿勢の安定性**です．私たちが日常生活でさまざまな姿勢をとったり動作を行ったりする時に安定した状態でいられるのは，**バランス獲得に不可欠な機構と機能**が備わっているからです．**加齢に伴う身体機能低下**の問題のなかでも，バランス能力の低下は理学療法を遂行する上で解決策を見つけ出さねばならない重要な項目です．

バランス獲得に重要な機構と要素は以下です．
- 感覚系−視覚，前庭感覚，体性感覚
- 神経系（末梢・伝導路・中枢）
- 骨・関節・筋系
- 外的要因−環境，重力，重心と支持基底面，動作特性（課題）

図1に示しました．

1　バランスに関する感覚系の機能は？

感覚系の働きは，以下のとおりです．

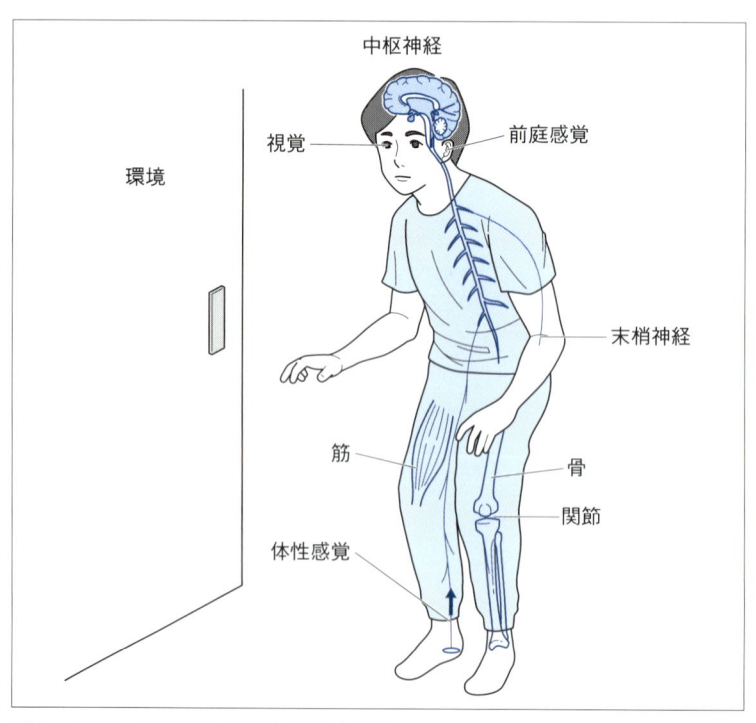

図1　バランス獲得に重要な機能と要素

- **視覚**：身体と接地面である床，周りの環境との関係を認知する
- **前庭感覚**：重力に対する頭部・体幹・下肢の関係を認知する
- **体性感覚**：肢位の変化と触・圧覚の変化との関係を認知する

ⓐ 視覚の働き

視覚からの情報は，**目からの立ち直りや物体や環境の認知**などとともに**バランスや巧緻性**に関わる動作の習熟に重要です．簡単にまとめると以下のようになります．

- **環境に対する頭部の相対的位置情報**を提供する
- **安定した頭の位置を定めて凝視**できるように作動する
- **頭部の動く方向と速さの情報**を提供する

ⓑ 前庭感覚の働き

前庭感覚はバランス制御にとって重要な器官であり，**3つの半規管**により**前後，左右および垂直方向の頭部回転**を感知します．また**前後と上下の加速度は前庭の耳石器から前庭神経へ情報が伝わります**．これらの情報は**緊張性迷路反射**などの姿勢反射と関与しています．

ⓒ 体性感覚の働き

頸部の関節や筋などの情報入力がなければ**体幹に対する頭部の正しい位置関係を捉えることができません**．**筋紡錘や腱紡錘などの固有受容器**のほか，**触覚・圧覚などを含む体性感覚**からの情報はバランス制御に重要な役割をもっています．**身体と身体各部の相対的位置関係**や，**支持基底面と重心との位置関係**から動作に対する適正な姿勢制御の情報を提供します．**関節受容器**の主な働きは，**筋緊張を調節するγ運動ニューロン**を助けて**予測的姿勢調節**を行うことです．

2 感覚の統合

これら**視覚系，前庭感覚系，体性感覚系**からの絶え間ない情報は常に統合されています．体性感覚系は反応が迅速で，情報処理時間も一番短いといわれます．視覚系と前庭感覚系がこれに続きますが，中枢神経は少なくとも2つの系からの適切な入力情報をもとに処理することを推し進めます．これが感覚の統合過程です．

人体には1つの感覚系が障害されても代償作用が働いて補完する能力が備わっています．このことがバランスの維持制御トレーニングの有効性の根拠となっています．

3 神経系の働き

中枢神経系はこれら視覚，前庭感覚，体性感覚からの情報を**小脳，大脳基底核および補足運動野へ伝達して統合し，円滑な協調性運動や巧緻性運動の実現**に向けて，身体をどのように動かすべきか判断を下します（図2）．

4 筋骨格系の働き

筋骨格系は各関節の位置関係からなる**姿勢アライメント**，筋伸張性を含めた**関節の柔軟性と可動**

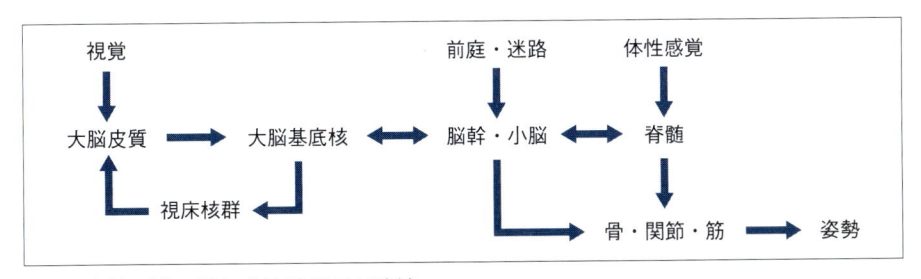

図2　姿勢調節に関与する神経系の連結

域，関節の健全性，筋力・パワー・持久力を含めた筋パフォーマンスなどがあります．

5 外的要因にはどのようなものがあるの？

身体の置かれた環境，明るさ，重心と支持基底面との関係および課題特性などの状況効果の相互作用により，バランス制御機能が左右されます（図3）．

6 バランス能力の理論（図4）[1]

- 反射・反応階層理論：バランス能力を神経系の統合・制御の立場から姿勢反射やバランス反応として捉える考え方
- システム理論：バランス能力はさまざまな身体機能単位から構成されるという概念に立つ考え方
- 動作遂行能力理論：課題と環境によって体のバランス能力は変容するという視点に立つ考え方

バランスの維持・制御は複雑な仕組みから成り立っています．それには空間の身体位置と姿勢，および各部位の運動を評価する感覚系からの情報，その情報を検出して統合し，身体と環境との関係に基づいて適切な身体応答ができる中枢神経系，および効果器である筋骨格系の存在が不可欠です．この3つの系が健全に作動する必要があります．

7 3つのバランス維持制御

- 静的バランス維持制御：座位や立位などの静的な抗重力姿勢維持
- 動的バランス維持制御：歩行や立ち上がりなど，身体の支持基底面や重心が動いている時に身体を安定させるバランス維持制御
- 自律姿勢反射：動いている電車にブレーキがかかったり，カーブを曲がる時など不意なバランスの崩れに反応して姿勢を保持する

生体には，深部にある姿勢筋が主動作筋の活動に先行して働き，動作を安全に合目的に遂行するフィードフォワード制御機構が備わっています．例えば肩関節を屈曲して腕を上げる動作が開始される以前に，体幹を安定させる腹横筋が活動していることがわかっています．このような予測姿勢制御機構が破綻すると腰痛などの機能障害が生じます．

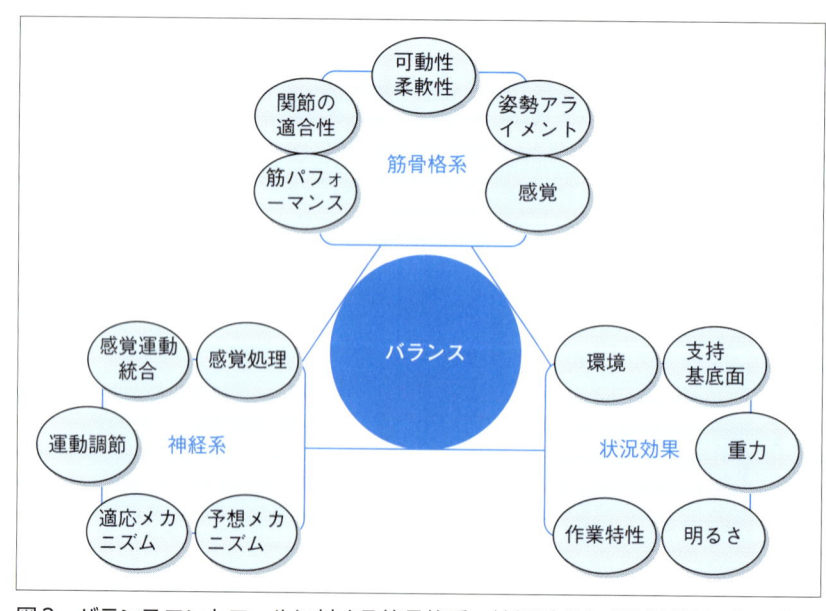

図3 バランスコントロールに対する筋骨格系，神経系および状況効果の相互作用

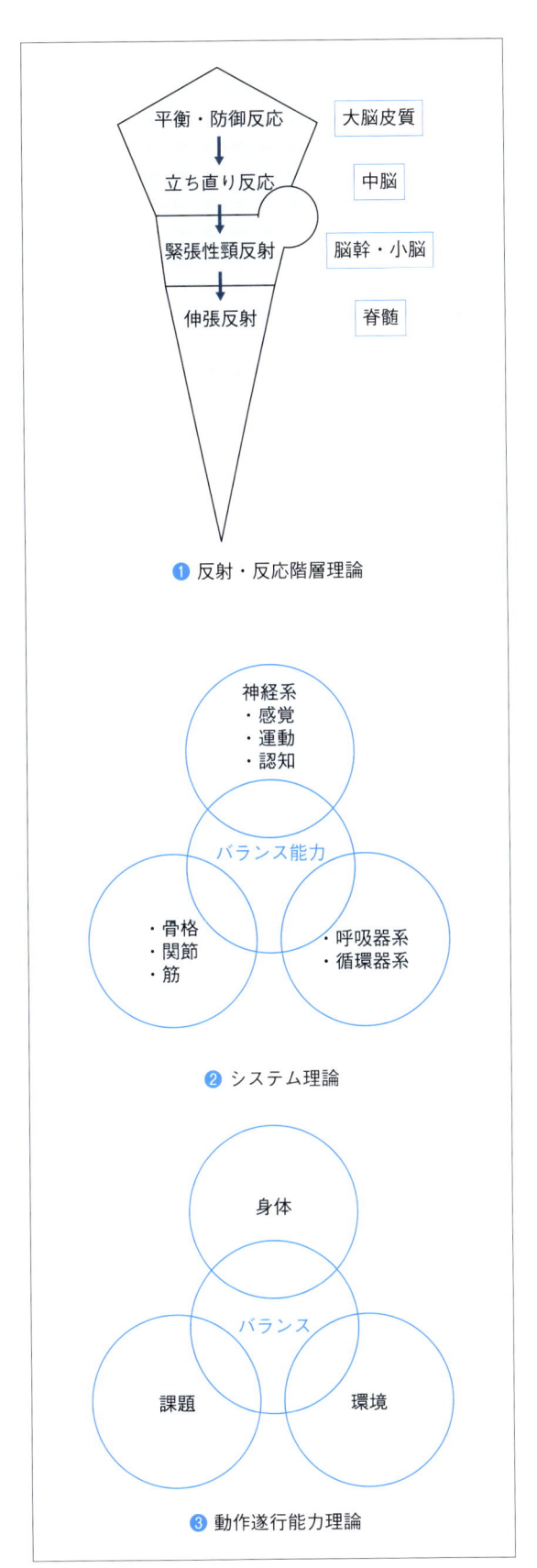

図4 いろいろなバランス理論モデル
（望月，2006，文献1より）

❶ 反射・反応階層理論

❷ システム理論

❸ 動作遂行能力理論

8 バランス維持制御のための運動調節

よい立位バランスを維持するためには，体重心を床面に投影した足圧中心（COP：Center of Pressure）が支持基底面内に位置し，かつその動揺を少なくする必要があります．さらに絶えず動く足圧中心を微調節して身体各部の姿勢アライメントを保つことが要求されます．

9 "バランスがよい"とは？

バランスがよい条件は以下のとおりです（図5）．
- 足圧中心の動揺面積が小さい（静的安定性がよい）
- 足圧中心を支持基底面内で最大限移動させることができる（安定性限界〔安定域〕が大きい→動的安定性がよい）
- 動いた時，それまでの足圧中心と次の足圧中心との距離が最短で移動できる（動的安定性がよい）

10 バランス調整戦略

体重心が何らかの理由で動いた時，バランスを回復させる戦略については足関節調節，股関節調節および踏み直り調節の3つの調節機構が提唱されています．しかし，生体は時と場合に応じてさらに多くの調節様式をもっていることもわかっています．

練習の初期段階では，安全確保のために平行棒内で行ったほうがよい場合があります．

ⓐ 足関節調節：前後方向戦略

固い床面での静止立位で，重心動揺が少ない状況下では，足底の形状から前後方向へのバランスの崩れが生じやすくなります．前後方向への動揺に対して，足関節に近い筋（つまり遠位筋）から活動が開始され，しだいに膝，股関節および体幹へと筋収縮が波及する安定化戦略です（図6）．

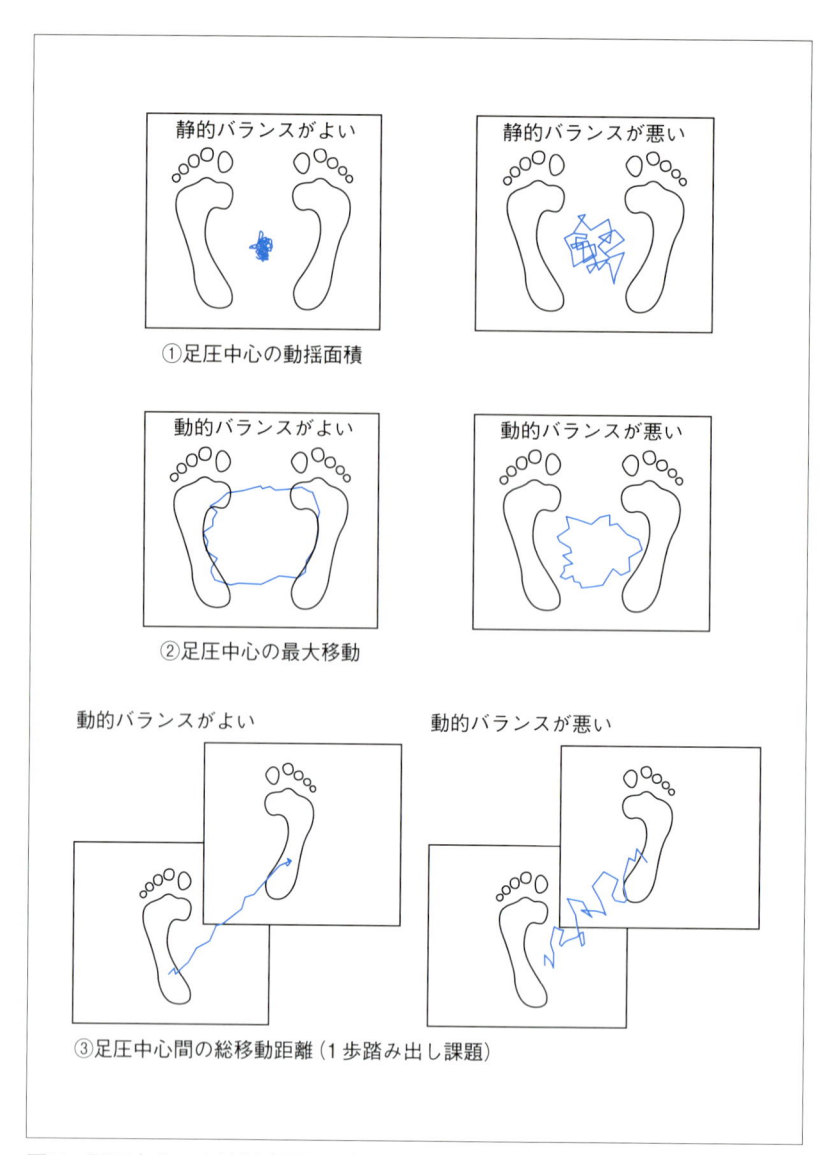

図5 足圧中心，支持基底面から捉えたバランスの安定性

① 足圧中心の動揺面積（静的バランスがよい／静的バランスが悪い）
② 足圧中心の最大移動（動的バランスがよい／動的バランスが悪い）
③ 足圧中心間の総移動距離（1歩踏み出し課題）（動的バランスがよい／動的バランスが悪い）

b 重心移動調節：左右方向戦略

左右方向への重心移動によって立位姿勢を安定化させる方法で，股関節の内・外転筋と足関節内-外旋筋が関与して安定化を図ります（図7）．

c 緩衝調節

立位姿勢の動揺が起きた時に膝を屈曲させ，重心を下げて姿勢を安定させる方法です．重心の位置を低くすると安定することは，皆さんも経験したことがあるでしょう（図8）．

d 股関節調節

大きな姿勢動揺が起きた時，素早く重心を支持基底面内に戻すために股関節の屈曲-伸展活動を戦略的に用います（図9）．

e 踏み直り調節

動いている電車が急ブレーキをかけた時には前述のバランス戦略では対応できず，足を一歩またはそれ以上踏み出して支持基底面を広げる，または新たな支持基底面に立って安定させます（図10）．

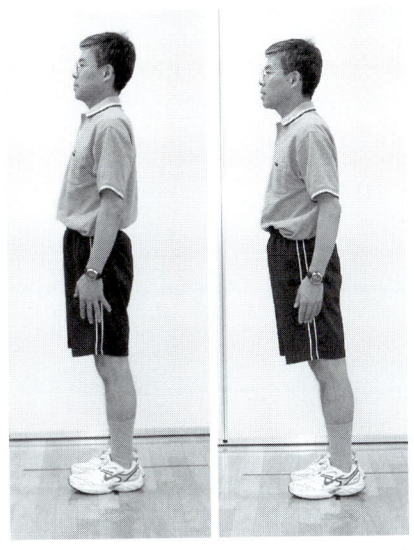

図6-① 静止立位　図6-② 足関節調整　図7-① 右への体重移動　図7-② 左への体重移動

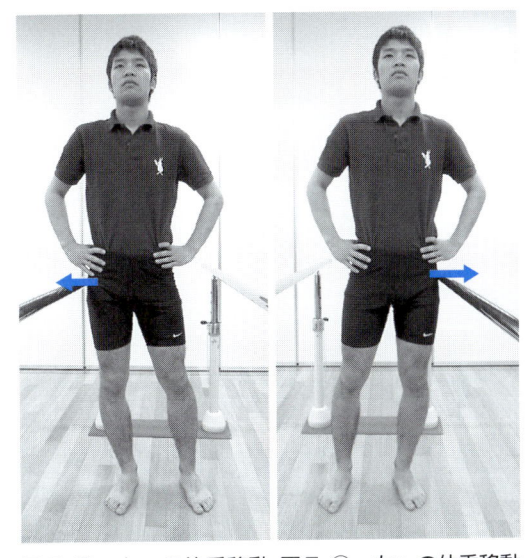

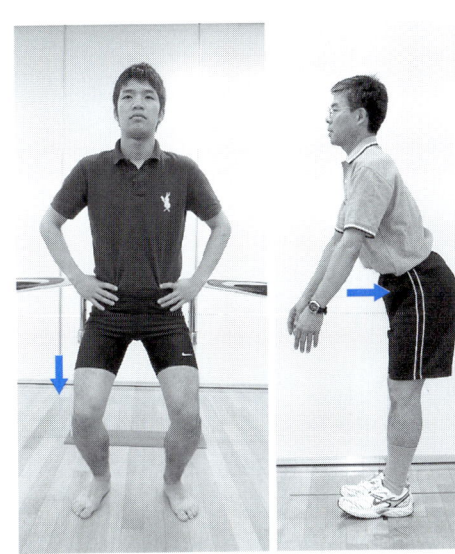

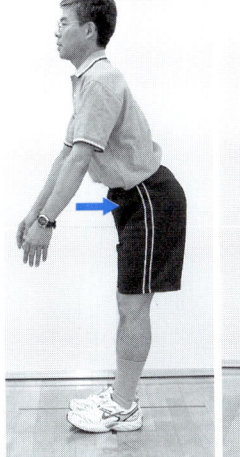

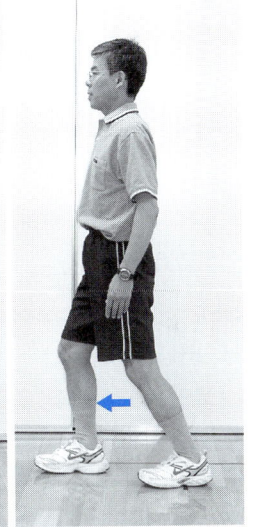

図8 緩衝調節（膝屈曲）　図9 股関節調節　図10 踏み直り調節

f 統合調節

バランス維持制御の要求に応じて，対処する戦略を臨機応変に変えて適応しているとする説で，正常では環境や動作課題によって変化させています．

なお，バランス維持制御には運動学習と，過去の経験，フィードフォワードによる予測制御が重要です．

11 バランス能力評価とチェック項目

バランス能力評価とチェック項目には以下のものがあります．

- 転倒の経験，経過の聴取
- 感覚，疼痛，バランス維持，立位アライメント，筋力，関節可動域，柔軟性など
- 具体的動作の観察
- 生活環境の調査，把握

II. バランストレーニングの方法

はじめに

バランス改善トレーニングは転倒のリスクを伴うため，理学療法士は最大の注意を払って転倒を防止しなければなりません．必要ならば腰ベルトを使用し，万全の安全対策を立てます．通常ならば予想できない場面でバランスを崩すことも十分考えられますから，日常生活での患者指導も行い，普段からリスク管理に努めます（図11）．

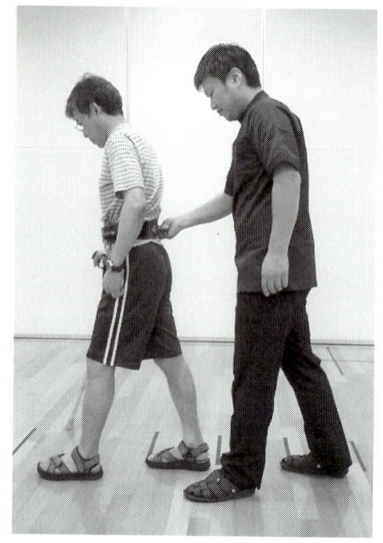

図11　骨盤ベルトを使用した介助歩行

1 静的バランス維持トレーニング

固い床面での基本的な姿勢，動作学習から始めます．支持基底面が大きく，重心移動の少ない動作を選択し，適用します（図12）．

2 予測的バランス維持トレーニング

手を伸ばして物を取ろうとする時の姿勢保持練習などが相当します（図13）．

3 反応性バランス維持トレーニング

立位での回転運動，タンデム歩行，バルーン上での動的バランストレーニングなどが該当します．（図14, 15）．

4 機能的活動中のバランストレーニング

日常生活や趣味活動のなかにバランス能力を活性化させる動作を取り入れます（図16）．

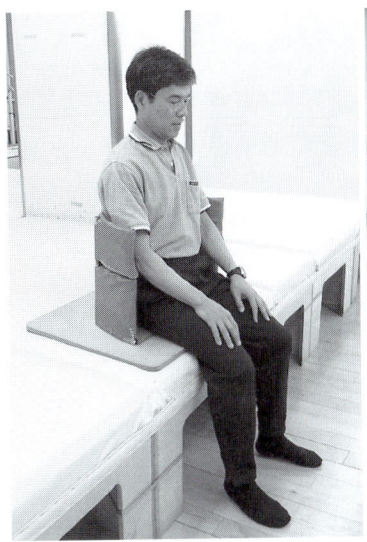

図12-① 可動範囲を制御した座位バランス練習

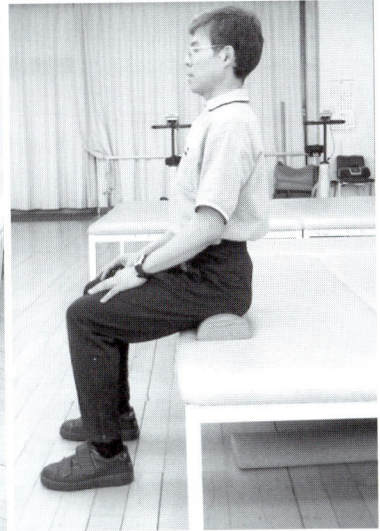

図12-② 狭い坐骨支持により座位を保持する練習

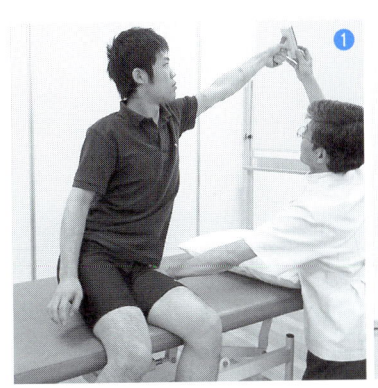

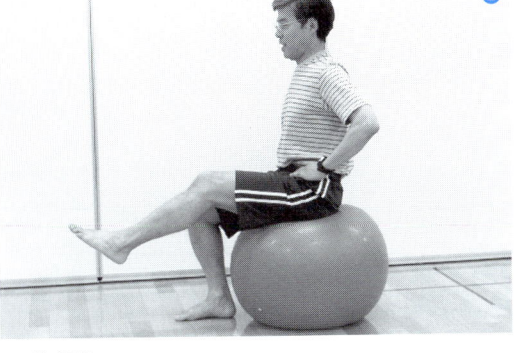

図13 予測的バランス維持トレーニング（例）

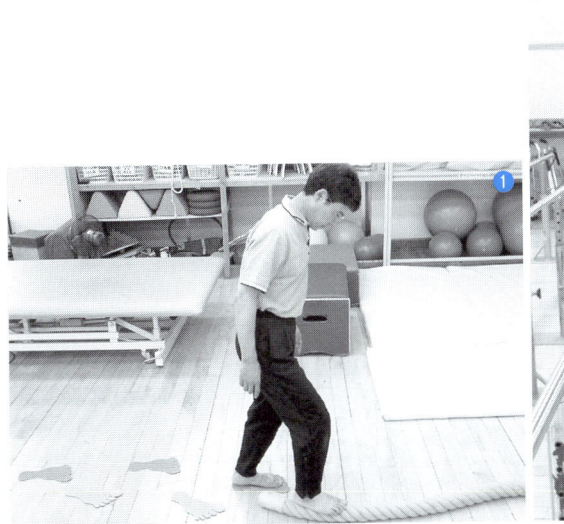

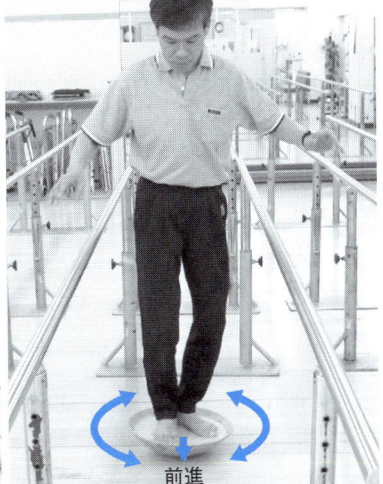

図14 動的バランストレーニング

前進

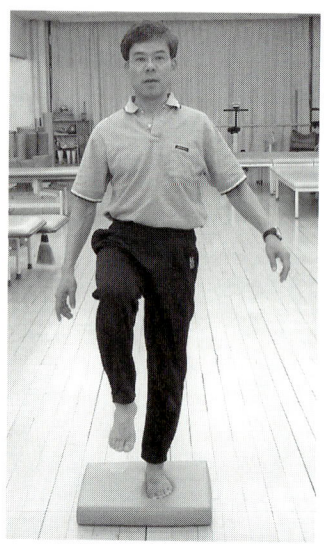

図15 不安定なクッション上での片足立位

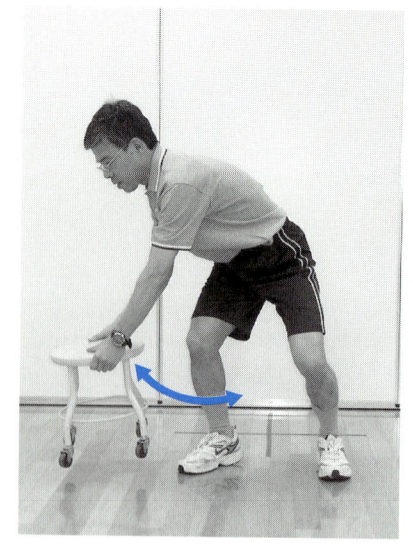

図16 機能的活動中のバランストレーニング

第7章 文 献

1) 望月 久:バランスの獲得・改善〔柳澤 健(編):運動療法学〕.金原出版,2006.
2) 浅井友詞・森本浩之:バランスの獲得・改善〔柳澤 健(編):理学療法学ゴールド・マスター・テキスト 運動療法学〕.メジカルビュー社,2010.
3) Horak FB, Nashner LM:Central Programming of postural movements:adaptation to altered support-surface configurations. *J Neurophysiol,* 55:1369-1381, 1986.
4) Kisner C, Colby LA:Therapeutic Exercise - Foundations and Techniques 5 ed. F. A. Davis Company, 2007.
5) 藤澤宏幸:バランス障害に対する運動療法〔市橋則明(編):運動療法学 障害別アプローチの理論と実際〕.文光堂,2008.

8章 立位・歩行練習

Ⅰ. 立位・歩行の基礎知識
Ⅱ. 歩行練習の方法

I. 立位・歩行の基礎知識

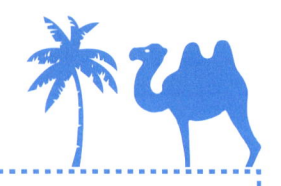

> **はじめに**
>
> 　人類が二足歩行を獲得してから，500〜600万年が経過しているといわれます．上肢が体重支持から解放され，足だけによる移動手段が確立されるまでには，食料や木の枝などを手に持ったまま草原や木の上を移動していたと想像されます．オランウータンやゴリラ，チンパンジーでは手が地面の近くまで伸びて，地面との距離が近くなっており，下肢だけによる二足歩行のチャンスもありますが，やはり人間のように地面から遠く離れたところに上肢がぶら下がった構造をもつ動物は地球上にはいません．足（足部）にいまだに種子骨が多くみられることから，生物の歴史からみると二足歩行はまだ完成していないとする専門家もおり，進化の余地を残した部分と考えられています．
>
> 　移動手段の主役を担う下肢に障害をもった場合，立位・歩行という移動手段に影響が現れ，患者の日常生活を制限するばかりでなく，家庭・社会生活，社会参加の機会を制約する障害因子に発展します．患者の移動手段獲得に対するニーズに応えるべく，立位・歩行機能の獲得について学習を深めましょう．

1 立位が保てる条件とは？

　立位保持ができるためには，以下のことが必要不可欠です．

- 体の重心を床面に投影すると，両足底間の支持基底面内に落ちる（物理的）．
- 視覚，体性感覚，前庭・三半規管による平衡感覚からの情報が中枢神経へ入力される．
- 求心性情報を正しく統合し，空間の正しい位置に身体各部をセットする筋へ指令を与える中枢神経機能がある．
- 効果器である筋活動の有効な筋力発揮による支持がある．
- 姿勢支持組織の主体である骨格，関節の健全性とそれらの可動性・柔軟性が保持されている．
- 身体活動を保証する呼吸循環系のリスクがない．
- 荷重に対する疼痛，恐怖心がない．

2 立位姿勢の保持に必要なバランス機能

　立位姿勢保持に至る過程では，以下の**バランス機能が重要**になります．

- 静的バランス：座位や立位で静止している時，安定した姿勢を保つ機能
- 動的バランス：動いている時，例えば歩行中や立ち上がり動作中にバランスを保つ機能
- 姿勢反射・反応：背臥位，腹臥位，立位などの姿勢で身体部位が重力，頭との位置関係などを頼りに，姿勢を保持する機能．また外乱に対応して姿勢を保持する機能．例えば踏み直って立位姿勢を保つこと

3 立位の安定性

　立位の安定性は，身体アライメントと各関節に

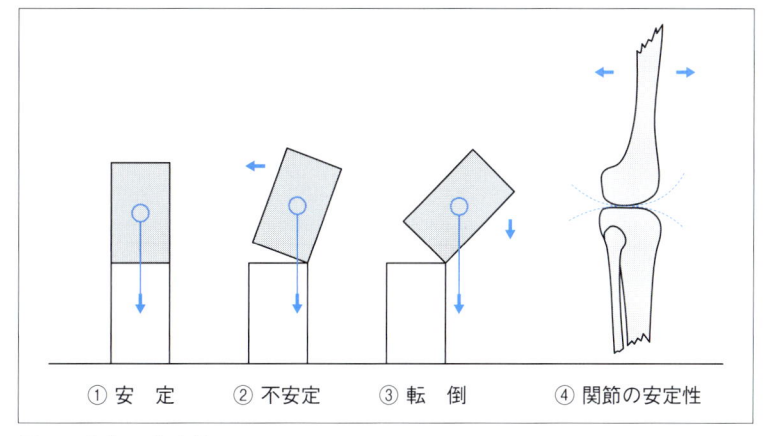

図1　身体の安定性　　　　　　　　　　（Perry J, Bill S, 1992, 文献1より）

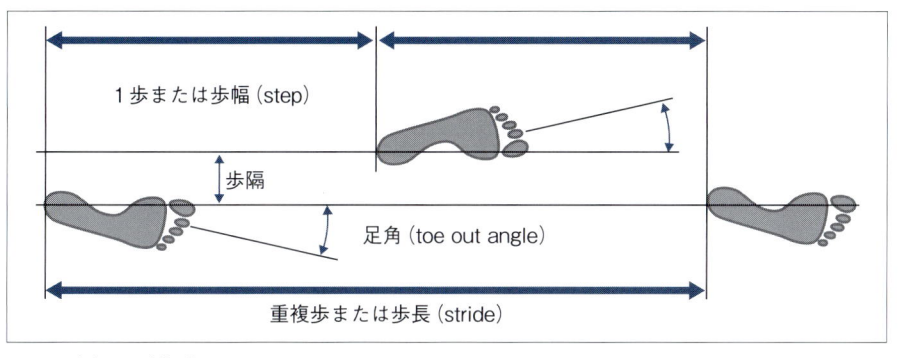

図2　歩幅と重複歩　　　　　　　　　　（月城・他（訳），2005, 文献2より）

関与する筋活動との間の機能的バランスに左右されます．身体各部には重量があり，それぞれに重心が存在します．床に対してより上方にある身体部分の重心が，それを支えている関節中心と垂直線上で結ばれている時，最も安定しています．**姿勢の安定性は，支持基底面と外力作用との関係から導かれます**（図1）．

4 立位・歩行練習

歩行は運動学的には大きく立脚相と遊脚相に分かれます（図2, 3, 4）．立脚中期でわかるように脚は地面から垂直にしっかり「立って」います．遊脚期には「遊」，"あそぶ"という文字があてられていますが，もともとの意味は「新天地に足を踏み入れる」ことです．二足歩行を獲得した人類が，まさに未来へ向かって新天地に歩を進める姿を想像すると，われわれが歩くことを与えられた「ヒト」として，歩行について考えていくことは意義深いですね．

5 立位姿勢の特徴

a ロコモーター：下肢

下肢はロコモーター（locomotor）システムとしての発動機です．このシステムは**両下肢と骨盤から構成**されています．腰仙関節と両側の仙腸関節，股関節，膝関節，足関節・距骨下関節とそれより末梢の関節で構成されています．

下肢は推進力の発生源であり，以下の機能が備わっています．
- 直立位の安定性維持
- 衝撃の吸収・緩衝
- エネルギーの温存

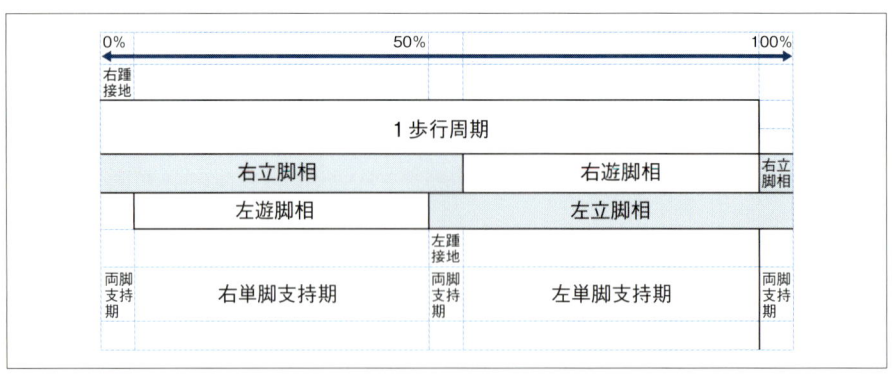

図3 歩行周期 　　　　　　　　　　　　　　　　　　（中村・他，2003，文献3より）

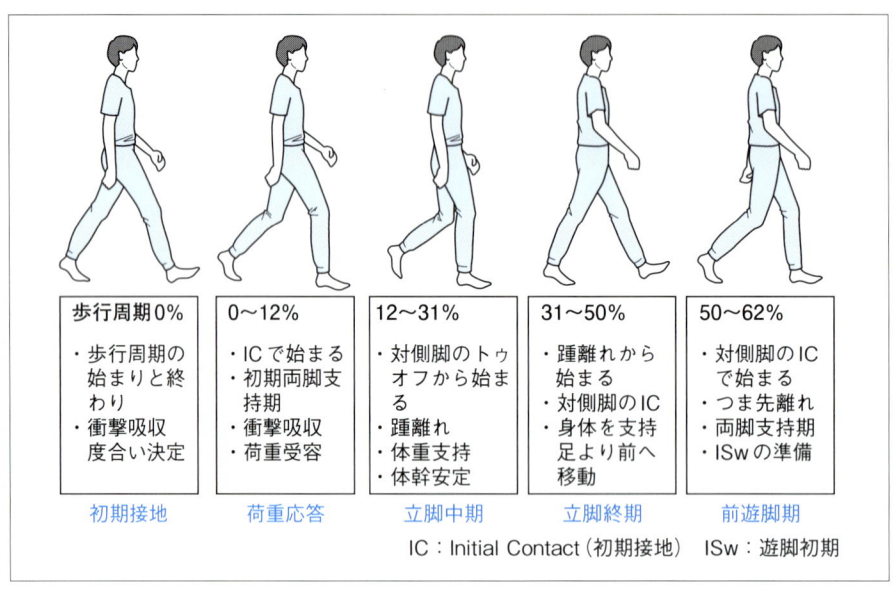

図4-① 立脚期（約60%）の5相

歩行周期0%	0～12%	12～31%	31～50%	50～62%
・歩行周期の始まりと終わり ・衝撃吸収度合い決定	・ICで始まる ・初期両脚支持期 ・衝撃吸収 ・荷重受容	・対側脚のトゥオフから始まる ・踵離れ ・体重支持 ・体幹安定	・踵離れから始まる ・対側脚のIC ・身体を支持足より前へ移動	・対側脚のICで始まる ・つま先離れ ・両脚支持期 ・ISwの準備
初期接地	荷重応答	立脚中期	立脚終期	前遊脚期

IC：Initial Contact（初期接地）　ISw：遊脚初期

図4-① 立脚期（約60%）の5相　　　　　　　（月城・他（訳），2005，文献2より）

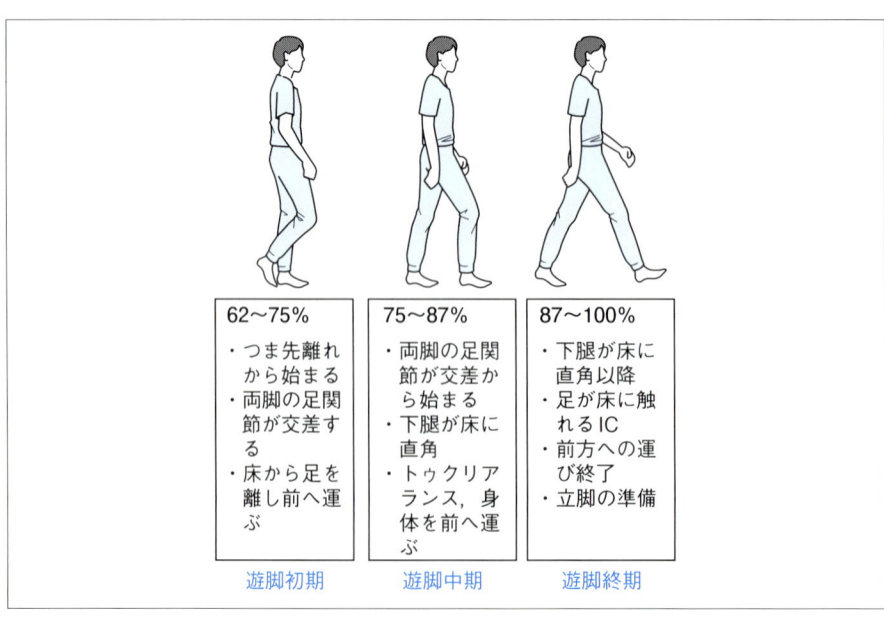

図4-② 遊脚期（約40%）の3相

62～75%	75～87%	87～100%
・つま先離れから始まる ・両脚の足関節が交差する ・床から足を離し前へ運ぶ	・両脚の足関節が交差から始まる ・下腿が床に直角 ・トゥクリアランス，身体を前へ運ぶ	・下腿が床に直角以降 ・足が床に触れるIC ・前方への運び終了 ・立脚の準備
遊脚初期	遊脚中期	遊脚終期

図4-② 遊脚期（約40%）の3相　　　　　　　（月城・他（訳），2005，文献2より）

b パッセンジャー：体幹・上肢（上半身）

体はロコモーターの上に体幹が乗って運ばれていると捉えることができます．体幹はパッセンジャー（Passenger：乗客）の一部として存在し，その他に頭部，頸部，上肢が含まれます（図5）．正常歩行では，頸部と体幹筋活動は脊柱の正中位保持のための役割を担います．パッセンジャー・ユニットは体重の約70％を占める大きくて重い部分です．またパッセンジャー・ユニットの重心が第10胸椎付近にあることから，立位バランスの安定化に大きな影響を与えることとなり，下肢のアライメントとの関係が重要な要因となります．

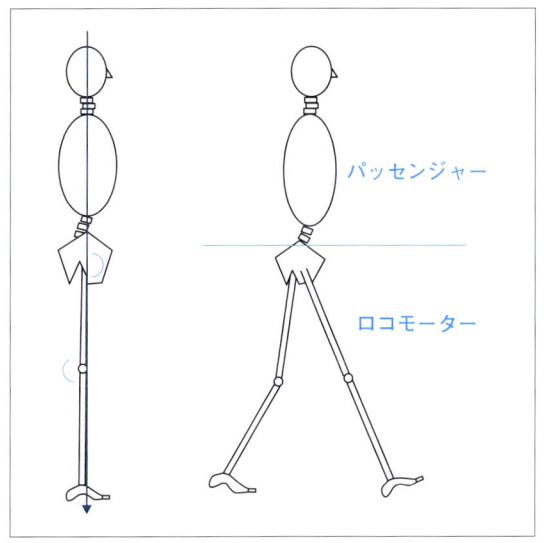

図5 身体の機能的区分（Perry J, Bill S, 1992, 文献1より）

6 歩行の障害別分類

a 形態・構造的障害（各部位の機能的障害）

駆動するロコモーター（下肢）の機能的障害は構造的要素の破綻であり，骨・関節の欠損や退行変性，関節可動域異常のほか，筋パフォーマンス（筋力，持久力，パワー）の低下により体の支持性と推進機能に支障をきたします．

切断などの肢節欠損や先天的な下肢短縮などがあれば，義足や補装具を使用して歩くことが可能ですが，補装具との適合，断端管理などの問題を解決しなければなりません．

股関節や膝関節の変形性関節症に多くみられるように，荷重時に疼痛があればそれを避けるために異常な歩行（**疼痛性跛行**）を呈します．

関節機能障害が加わると可動域が制限され，エネルギー消費の大きい，非効率的な歩容となります．典型的な現象は，患側立脚期の短縮とその代償である健側への過荷重（体幹側屈や荷重時間の延長），歩幅の短縮などです．

脊椎の退行変性による脊柱管狭窄症などでは，長時間の歩行が困難となる**間欠性跛行**（コラム①）が出現します．

b 歩行の運動制御障害

歩くために必要な条件は以下のとおりです．
- **安定**：重力に抗し，直立した姿勢を保つ能力

コラム① 間欠性跛行とは？

"間欠性"とは「常時ではなく，途切れ途切れに」という意味で，間欠性跛行とは正常な歩行と異常な歩行が入り混じっている歩行のことです．通常は安静にしたり，姿勢を変えたりすると元に戻ります（正常歩行）．では，なぜこのような現象が起こるのでしょう．原因は大きく分けて3つあります．
① 血管原性間欠性跛行：バージャー病などでみられる，下肢の血行障害による跛行です．安静にすると，しばらくしてから元の歩容に戻ります．
② 疼痛性間欠性跛行：痛みのために異常な歩行状態になり，安静などにより痛みが緩和すると元の歩容に戻ります．
③ 馬尾（神経）性間欠性跛行：脊柱管狭窄症などが原因で起こります．歩行中の血流障害や，脊柱管腔が狭まり馬尾神経が圧迫されることによって起こる跛行です．体幹を屈曲位にし安静にすると，しばらくしてから元の歩容に戻ります．

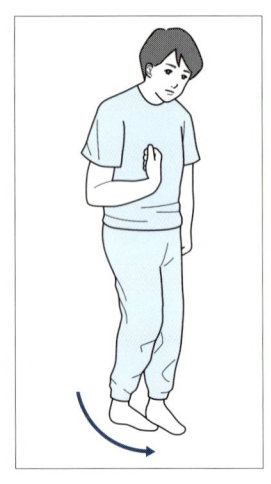

図6　片麻痺歩行 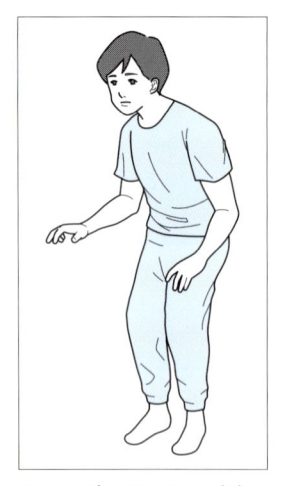　　図7　パーキンソン歩行 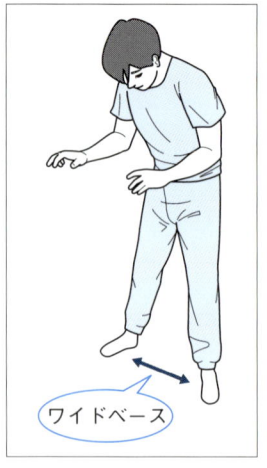　　図8　失調性歩行 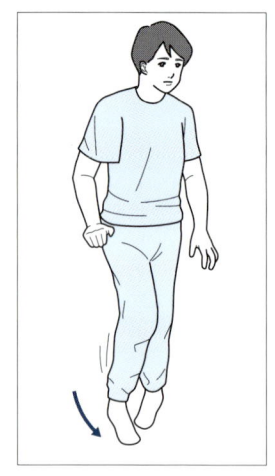　　図9　脳性麻痺（はさみ足）歩行

- **推進**（前進）：意図した方向に体を運ぶ能力
- **適応**：目的と環境にあわせて適切に対応する能力

古くは除脳動物の実験などから報告されているように，**中脳や小脳にある歩行誘発野**を電気刺激すると，**網様体脊髄路**を介して**脊髄歩行パターン発生器**が駆動され，最終的には大脳で制御された歩行運動となって現れます．同時に感覚系からの情報入力によって，即座に目的と環境に応じた歩行が可能になります．このように効果器を制御する神経系の障害では，さまざまな側面から歩行運動に異常が生じますが，障害部位によって特異的な歩容を呈します．

7　典型的な歩行障害とは？

a　神経系障害

① 片麻痺歩行

一側の上・下肢と体幹の運動・感覚麻痺，つまり体の縦方向の半分が障害を負うことで生じる左右非対称の歩容です．立位では上肢は屈曲パターンが，下肢では伸展パターンが典型的です．麻痺側の下肢は骨盤・股関節から後方に引かれた姿勢を呈し，下肢を外側に振り回す**分回し**歩行や，つま先から地面に接地する内反尖足，立脚中期の膝ロッキングあるいは膝折れなど片麻痺に特有な現象がみられます（図6）．

② パーキンソン歩行

パーキンソン病に特有の姿勢は，前屈した体幹，屈曲した股・膝関節で，前方突進，すくみ足や小刻み歩行といった特徴もみられます（図7）．

③ 不随意運動性歩行

ハンチントン舞踏病などにみられる不随意運動の出現により，動的不安定性が顕著に現れるため，姿勢保持が困難となります．

④ 失調性歩行（図8）

- **小脳性**：運動の巧緻性を司る小脳とその連絡路の障害によるものです．時間的・空間的な筋活動の同期化や順序性が失われ，協調性障害や平衡機能障害がみられます．
- **前庭性**：メニエール病など前庭神経の障害による平衡機能障害です．めまいや吐き気，浮遊感などにより，バランスを著しく崩すため転倒などに十分注意します．
- **感覚性**：触・圧覚などの体性感覚や固有受容器感覚の障害によって生じます．視覚による代償作用によって，ある程度バランス能力を改善することが可能となります．

⑤ 脳性麻痺（はさみ足）歩行

痙直型脳性麻痺では相対的に下肢に強い痙縮がみられ，下腿三頭筋などの伸筋群の緊張が亢進し，安定した立位姿勢がとれない場合や下肢が交差した，いわゆる**はさみ足**の状態になることがあ

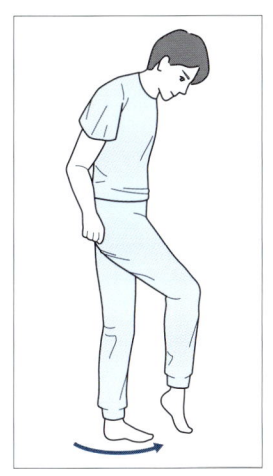

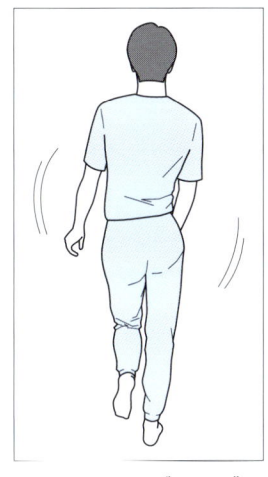

図10 鶏歩（下垂足による）　図11 トレンデレンブルグ歩行

ります（図9）．異常な筋緊張により関節拘縮が進行すると足底全体が接地しなかったり，下肢の振り出しが困難になったりします．またアテトーゼ型では**不随意運動**により立位・歩行バランス保持が困難になります．

⑥ 脊髄損傷

脊髄の損傷により，弛緩性，痙直性（不全麻痺）に大きく分類できますが，損傷レベルと損傷程度，および残存筋の機能などにより歩容は全く異なったものとなります．したがって，患者の歩容に合わせて対応することが求められます．

⑦ 末梢神経障害

多発ニューロパチーやギランバレー症候群のような下肢遠位筋麻痺により，下垂足，鶏歩などが典型的にみられます（図10）．

b 筋原性疾患

● 筋ジストロフィー

下肢の近位筋に筋力低下が出現する**ドゥシェンヌ（Duchenne）型筋ジストロフィー**では，進行すると立脚期に股関節を過伸展位でロックするいわゆる「**大殿筋歩行**」を呈します．

c 整形外科疾患

① 間欠性跛行

脊柱管狭窄症に典型的にみられる歩行で，馬尾神経の圧迫により大腿部を叩きたくなるような疼痛，感覚障害または脱力感が生じるために休息をとらないと持続して歩行できなくなります（コラム①）．

② 変形性股・膝関節症

関節の疼痛による跛行が典型的にみられます．拘縮が進行すると前後左右へ揺れた歩容が出現します．**トレンデレンブルグ（Trendelenburg）歩行**（図11）やその代償的歩容である**ドゥシェンヌ（Duchenne）歩行**がその代表例です（コラム②）．また遊脚時の膝屈曲が不十分な膝関節症では，下肢を伸展したまま左右に体幹を揺らして歩きます．

📝 コラム②　トレンデレンブルグ歩行とドゥシェンヌ歩行

● トレンデレンブルグ歩行

歩行中，患側立脚期において対側の骨盤が前額面上で下降する現象．患側股関節外転筋の筋力低下が原因で起こる．中殿筋歩行ともよばれる．

● ドゥシェンヌ歩行

トレンデレンブルグ歩行の代償動作ともいえる．患側股関節外転筋の弱化により，対側骨盤が下降することを代償する動作で，骨盤下降をもとに戻し，水平位または患側よりも高くなり，体幹が患側へ側屈し，結果的に患側肩が下降する現象である．患側股関節は外転位となり，外転筋を活動させなくてもよい位置になる．

Ⅱ．歩行練習の方法

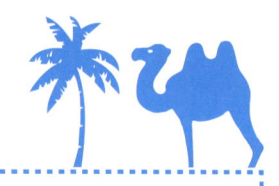

> **はじめに**
>
> 　立位が安定すると同時に，または安定することを待たず平行棒内立位や介助立位が可能となった段階から，歩行練習にチャレンジしてもよいでしょう．その場合，重心を移動し（図12），下肢を振り出し，振り出した下肢に荷重することができる理学療法士の介助技術と，転倒させない技術が必要とされます．さらに，単なる介助ではなく患者の歩行能力の改善を目指します．

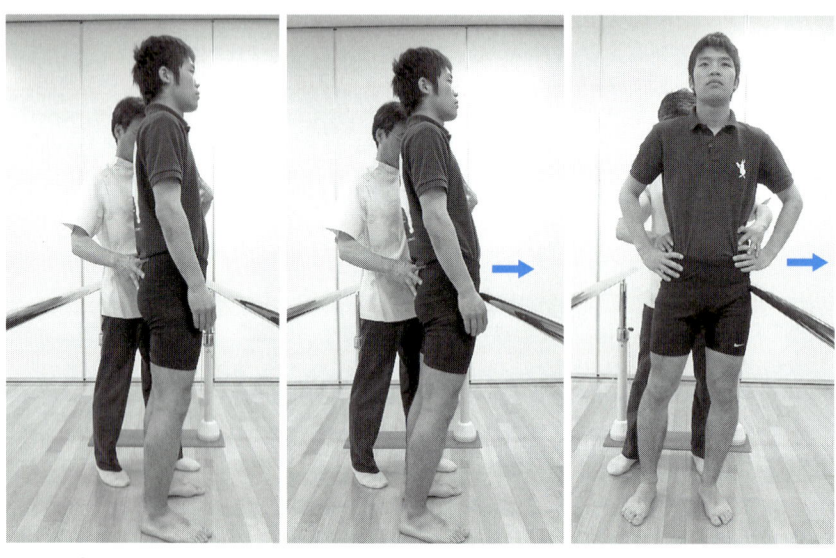

図12-①　基本立位肢位　　図12-②　骨盤の前後移動（前）　　図12-③　骨盤の左右移動

1　最初は"安全第一"で

　初期の目標はスピードを上げることではなく，安全に歩くことです．そのため通常は介助量が増えます．万全の対策として，腰ベルトを用いることも大切です．患者には不安感を与えず，安心して前進することを学習させます．

2　しだいに介助量を減らす

　患者の歩行が安定するにしたがい介助量を徐々に減らします．当初，体重心に近い骨盤を支持した介助歩行から，肩や腋，胸郭などと支持ポイントを変え，患者本人が最大限自分の力で歩く潜在能力を引き出します．よい介助歩行では，患者の歩行リズムと理学療法士の**歩行リズム**が同期しま

す．患者の疲労具合も観察しつつ，適度な口頭指示を交えて励まします．この時，あまり多くの言葉を与えず，簡潔な言葉でタイミングよく声をかけましょう（例：「踵から着いて！」「膝を伸ばして！」など）．

方向転換時や，立位姿勢から座位姿勢へ移る時には特に注意が必要です．健常者にとっては容易な方向転換も，初期の片麻痺患者の歩行練習では難しいことが多いのです．麻痺側下肢を軸にして早く回ったり，早く車いすに座りたい一心で離れた位置から腰を下ろそうとします．特に注意障害がある場合には，視覚情報が優位となって行動パターンが順位づけられるので，順序立てと枠組みの中で動作を確認させる作業が必要です．

するように高さを調節します．

安定性を得るための第一歩は広い支持基底面の確保です．しかし，デメリットは安定しすぎて動的には不利であること，つまり応用歩行の段階では不安定性が機能向上に促通的に作用することを念頭に入れたトレーニングに切り替える必要が生じます．そのため，歩行能力の改善に伴い，補助具は支持基底面の広い歩行器（ウォーカー，図14）からしだいにロフストランド杖，T字杖（図15）へと変化させることを計画します．

安全・安定を確保しつつも，**過剰な安定は避けましょう**．活動性の向上に伴って移動手段を適切に設定することは，単に機能・能力の障害に対する治療に終始することなく，**ADLやQOLを含めた活動や社会的参加への積極的な取り組み**を支援することにつながります．

3 歩行補助具の設定

独歩が困難な場合，下肢の支持性低下を補うために上肢の力を利用して杖をつき，支持基底面を広げ，より安定した直立位を獲得します．**杖の長さの目安**は図13に示すとおり，**足の前外側15cmに杖先を位置させ，肘を30°曲げ，グリップ（握り）の高さが大転子となる**ようにします．ロフストランド杖や松葉杖の高さも同様です．松葉杖では腋下2〜3横指に腋下パッド上端が位置

4 実際の歩行練習例

a 患側下肢荷重練習（図16）

理学療法士による患側膝関節の膝折れ防止のための支持がかなり必要ですが，股・膝関節の痛みを引き起こさないよう注意しながら練習します．支持性の向上に伴い，介助量を減らします．

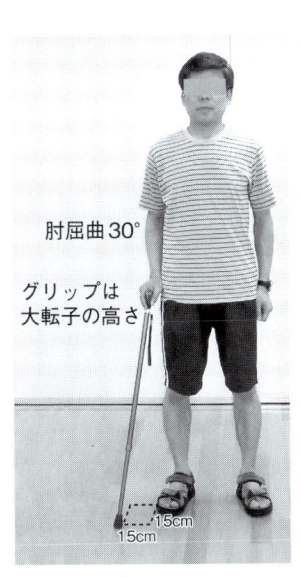

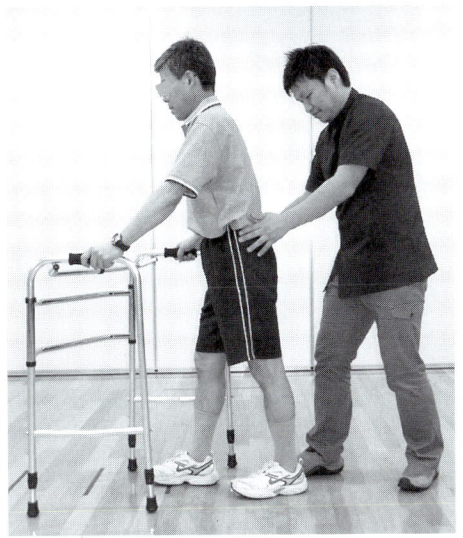

図13 T字杖の長さ　　図14 歩行器（ウォーカー）介助歩行　　図15 T字杖介助歩行

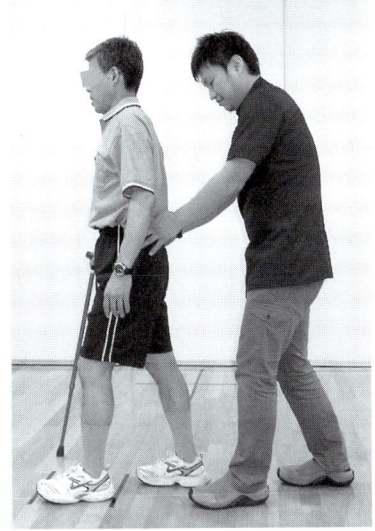

ⓑ 治療台を利用した歩行練習

　歩行練習は必ず平行棒から始めるとはかぎりません．特に歩行が自立するであろうと予測されるにもかかわらず，練習初期から平行棒を強く把持し，健側優位に歩こうとする患者では，高さが変えられる治療台の周りを歩く練習も推奨されます．なぜなら，健側上肢の役割が"支持すること"であると学習することができるからです（図17）．

ⓒ 階段介助昇降

　健側下肢から昇り，麻痺や障害がある患側から降りることが基本です．理学療法士は患側について支持・介助することが原則です（図18）．

ⓓ 松葉杖歩行

　片松葉杖による歩行は，T字杖やロフストランド杖と同様です．両松葉杖による**4点歩行**（図19），両上肢と健側による2点1点歩行，小振り歩行，**大振り歩行**（図20）などがあります．図21に杖や松葉杖を使用したさまざまな歩行様式を示しました．

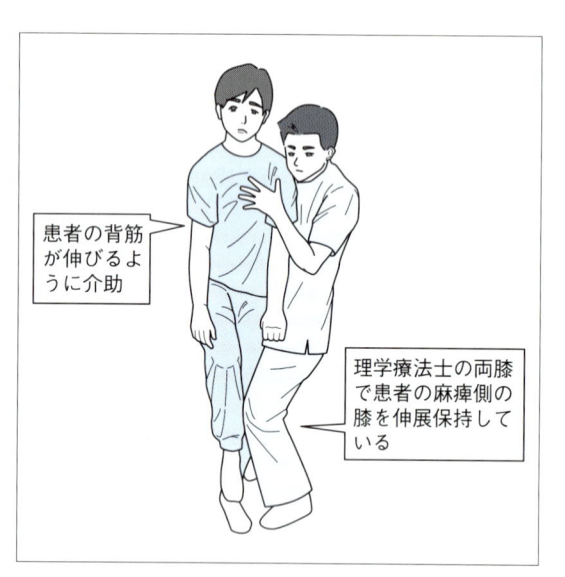

図16　患側下肢荷重練習（左片麻痺）

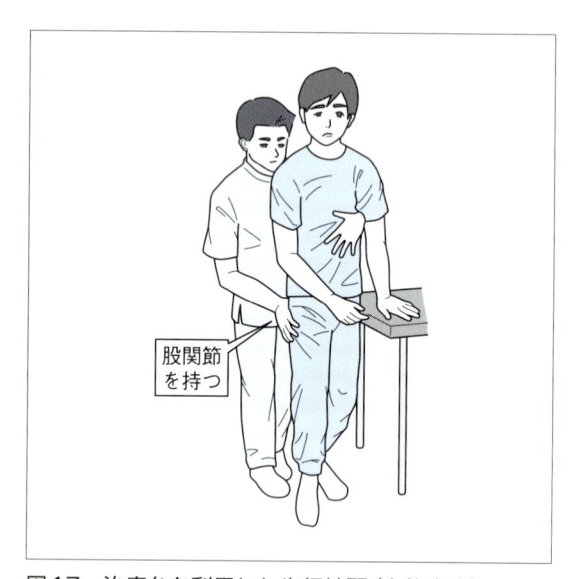

図17　治療台を利用した歩行練習（右片麻痺）

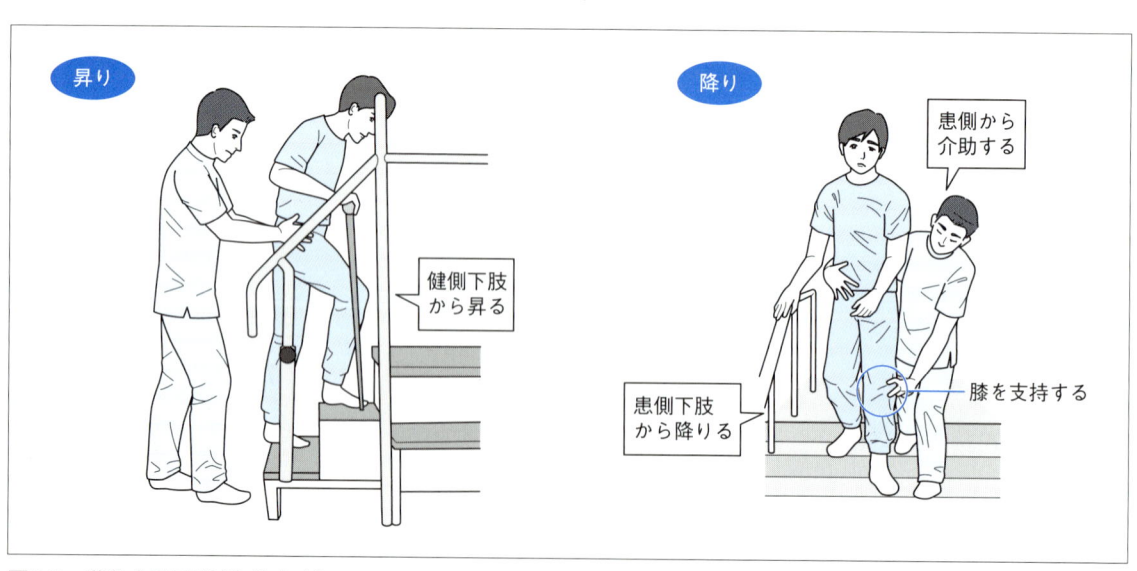

図18　階段介助昇降（左片麻痺）

e 可動式免荷装置による立位・歩行練習

可動式免荷装置は，転倒の危険性を回避して安全に体重を免荷しながら，立位・歩行練習を可能とする装置です．片麻痺者や脊髄損傷患者を対象に近年注目されています．エアベスト式セーフティーハーネスによるサポートで，漸増的に荷重を変化させ，免荷状態での歩行が実現されます．歩行リズムの形成や負荷を考慮しながら運動量を確保できる利点もあります．また歩行に対するモチベーション向上にも有用です（図22）．

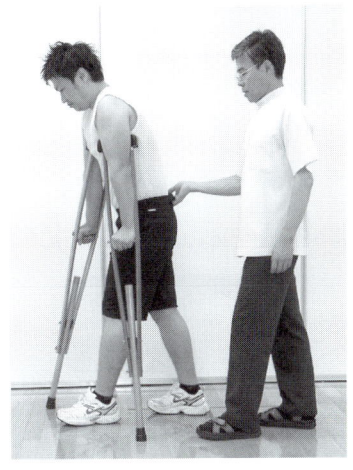

図19　4点歩行（交互歩行）

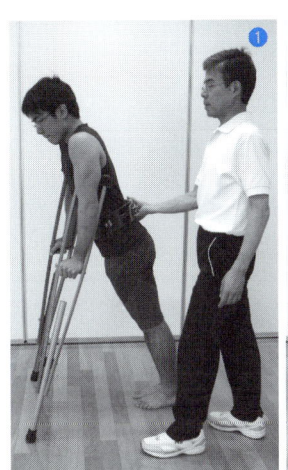

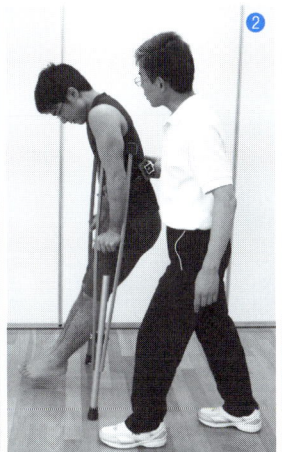

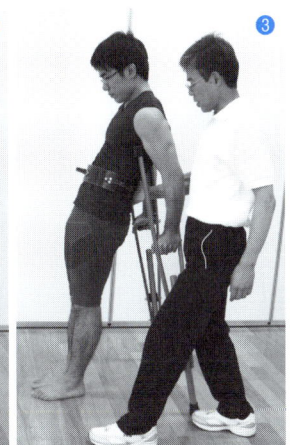

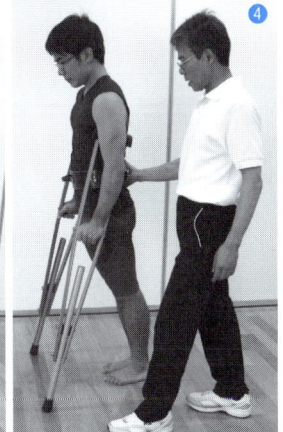

図20　大振り歩行

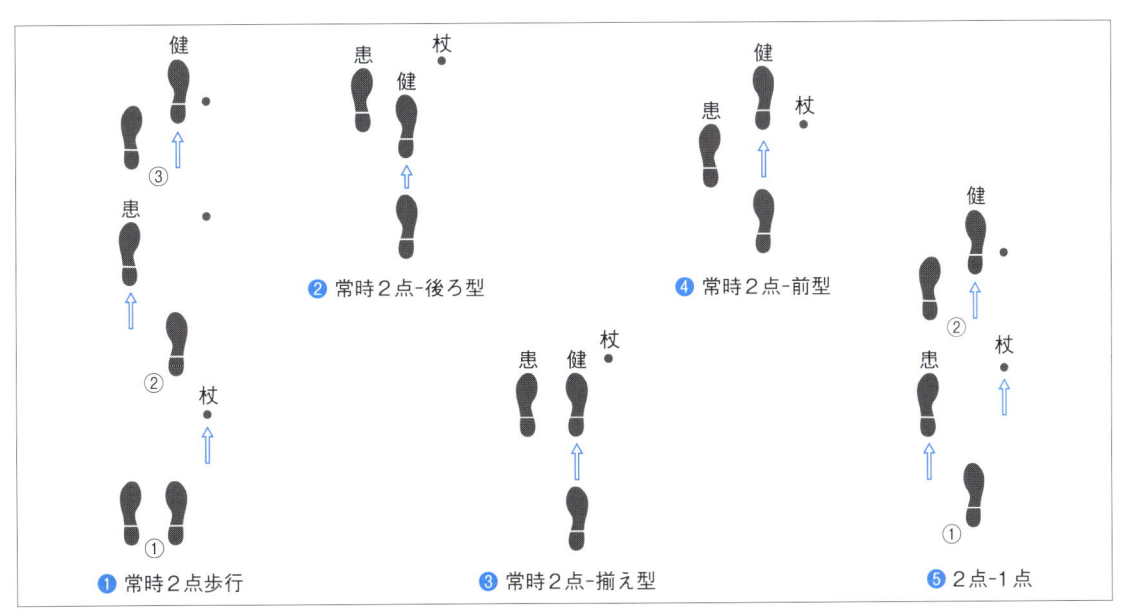

図21　各種の杖歩行

❶ 常時2点歩行
❷ 常時2点-後ろ型
❸ 常時2点-揃え型
❹ 常時2点-前型
❺ 2点-1点

（つづく）

❻ 2点歩行（2本杖）

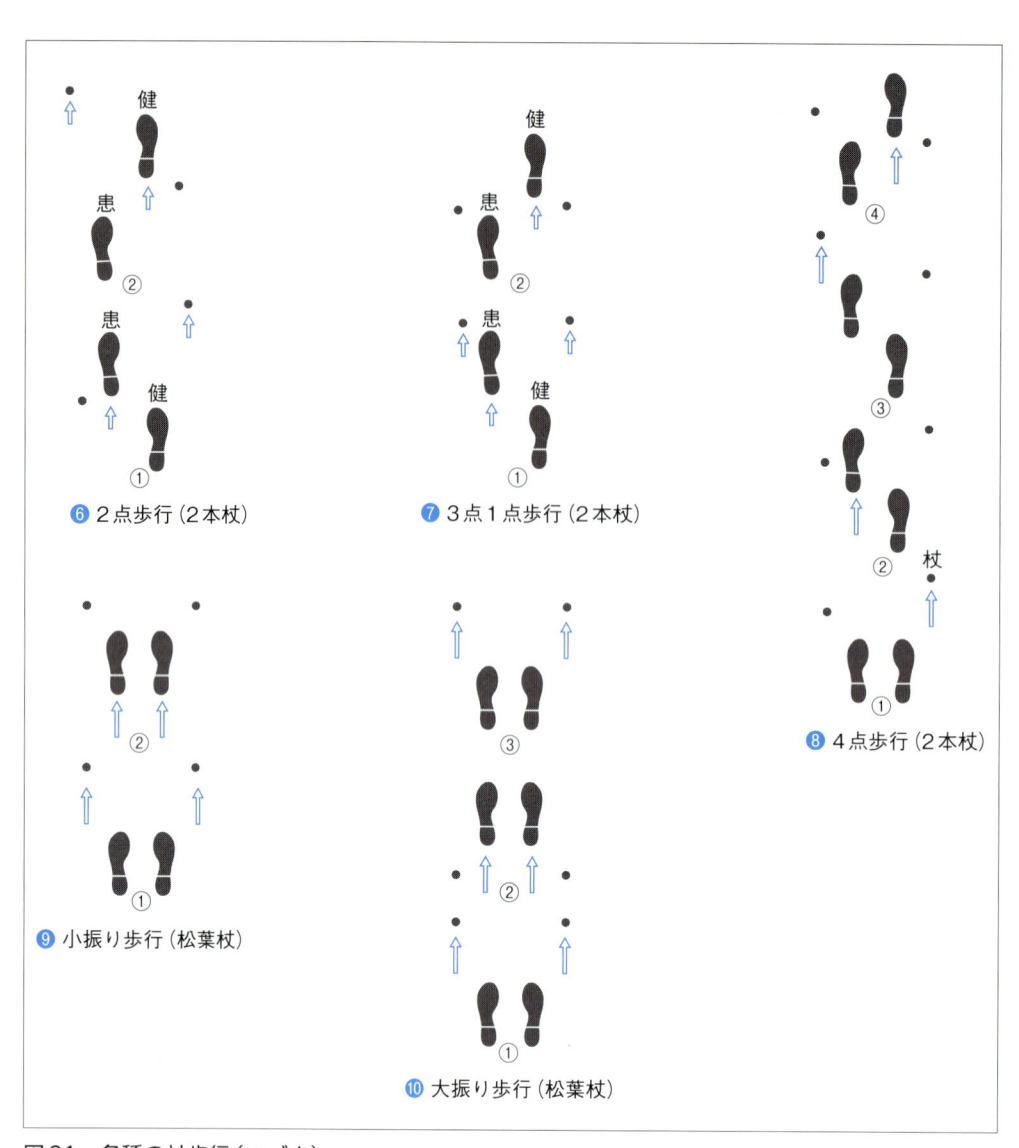

❼ 3点1点歩行（2本杖）

❽ 4点歩行（2本杖）

❾ 小振り歩行（松葉杖）

❿ 大振り歩行（松葉杖）

図21　各種の杖歩行（つづき）

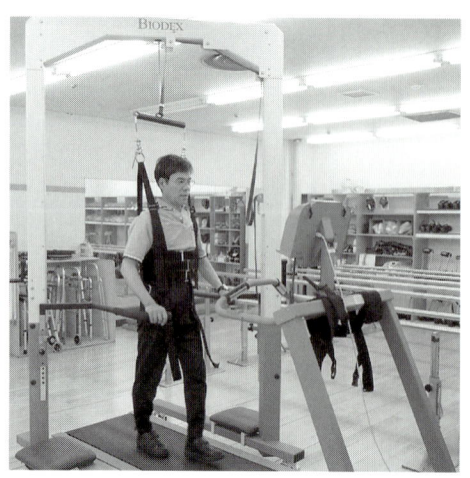

図22　可動式免荷装置による歩行

第8章　文献

1) Perry J, Bill S：Gait Analysis-Normal and Pathological Function. Slack Inc, 1992.
2) 月城慶一・他（訳）：観察による歩行分析．医学書院，2005．
3) 中村隆一・他：基礎運動学　第6版．医歯薬出版，2003．
4) Magee DJ：Orthopedic Physical Assessment 3 ed. WB Saunders, Philadelphia, 1997.

9章 移乗動作練習

Ⅰ. 移乗動作の基礎知識
Ⅱ. 移乗動作練習の方法

I. 移乗動作の基礎知識

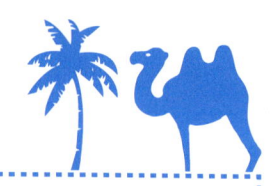

> **はじめに**
>
> 日本家屋は欧米の家屋と異なり，間口に階段があったり，玄関から一段高い位置に床が張られていたり，段差の多い構造となっています．さらに，職場，病院，学校などの公共機関と一般住宅とで建物の構造が極端に異なります．つまり日本は，乗り移る，または一度腰を下ろして座位となり，立ち上がって移動するというように，姿勢や体位を変えることを要求される生活スタイルであるといえます．
>
> 乗り移り動作のことを移乗動作といいます．乗り移るものがあるということは，身体を支持・保持していたものがあるということです．人の体を保持できるものには**車いす**，**ベッド**，**トイレ**，**車の座席**などがあります．障害をもった時，どのような方法で，どのようなことに注意して乗り移ればよいのでしょうか？　一緒に考えていきましょう．

1 自力で移動する？自助具や補装具を用いる？

a 自力で移動する

移動にあたって特別なものを利用しないことを指します．これは最も理想的であり，どのような環境でも適応できる高い能力があることを意味します（図1）．

b 自助具や補装具を使用する

自力での移乗が不可能な場合に，補助するものを使用して自立を目指す方法です．身体機能の限界を物理的に補うことによって，安全に移乗ができるならば，積極的に自助具や補装具を用いることが必要です．図2では**トランスファーボード**を使用し，殿部を滑らせて車いすへ乗り移っています．

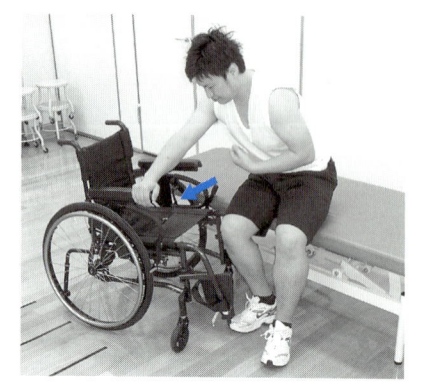

図1　ベッドから車いすへの移乗

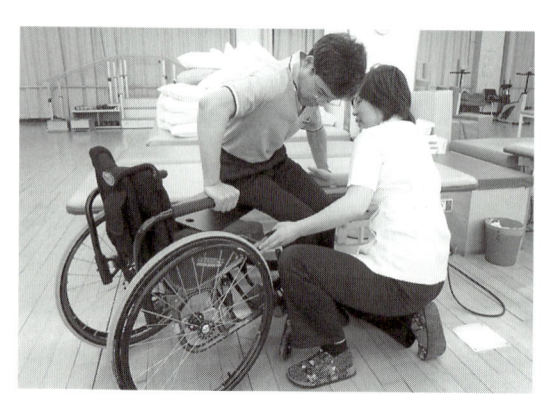

図2　トランスファーボードの使用

2 環境を整備・改修・変更する

自助具や補装具のみならず，物理的環境や生活環境を整備することで，動作が自立することを目指します（図3）．

3 移乗動作で重要となる事項

- 支持基底面と重心の位置関係を考慮する
  - →支持基底面が大きいところから小さいところへ移動するのか，その逆か．
  - →重心の高い位置から低い位置へ移動するのか，その逆か．
- 安全性の確保
  - →転倒の危険性を回避する．

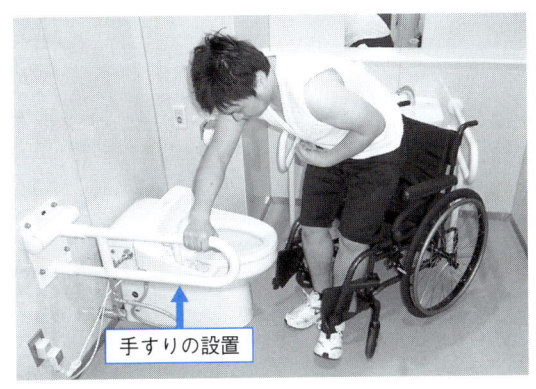

図3　生活環境の整備（例）

- 健側と患側，どちらからのアプローチにするか
  - →安全性，実用性の両方を考慮する．
- 動作空間の確保
  - →本人，介助者，補装具や介護機器などが収容でき，動けるスペースをとる．

Ⅱ. 移乗動作練習の方法

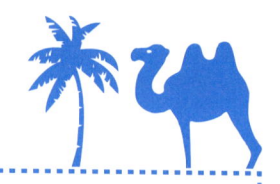

> **はじめに**
>
> ここでは車いすを移動手段とする場合を想定し，ベッド，床，トイレおよび車への移乗，移動動作について学習します．疾患によって方法は異なりますし，自立度によっても必要な介助量と環境設定を工夫すべきです．医療・福祉機器の選択・導入を含め，患者とともに最適な方法を考えましょう．

1 車いすからベッドへの移乗

a 介助による方法

① ベッドに対して車いすを斜めから近づける

原則は，ベッドに対して15〜30°斜め方向から車いすを近づけます．フットレストが一番ベッドに近づきますが，床に置いた両足がその場で回旋できるスペースが最小限確保される必要があります．

② 車いすのブレーキをかける（図4-①）

初めのころは特に患側ブレーキのかけ忘れがないよう確認の指示をしたり，患者の健側手をブレーキの位置まで誘導し，ブレーキをかけさせます．

③ 患側下肢をフットプレートから下ろす（図4-②）

健側上下肢を用いて，フットプレートから足を外し，床に患側下肢を下ろします．次にフットプレートを折りたたんで上げておきます．床に置いた患側下肢の膝が極端に屈曲，伸展，回旋しないように注意します．

④ 殿部を前方にずらす

立ち上がる準備段階で必要な動作です．つまり，浅く座った位置にもっていきます．この動作が意外に難しいため（座位での坐骨歩き様動作），患者によっては股関節と体幹を伸展させて殿部を前方にずらそうとし，うしろにのけぞった姿勢となります．これでは，立ち上がりにはつながりません．もしこの動作ができない場合は，健側前腕をアームレストに置き，上手に使って骨盤を前に移動させることを奨励しましょう．

⑤ 立ち上がる

健側足部を十分に引き，伸展させたままの体幹を前屈させ（股関節を屈曲），十分顔が前方へ移動した後，下肢を伸展させて立ち上がります．

⑥ 座る（図4-③, ④）

膝が完全には伸展しない段階で，アームレストに置いた手を乗り移るベッドに移しかえ，3点支持とします．その位置で両足を約70°程度回旋させ，殿部をベッド座面に下ろします．回旋の方向は麻痺側（患側）回り，つまり左片麻痺であれば左回り（反時計回り），右片麻痺ならば右回り（時計回り）が原則です．

b 一人で行う場合

自分で（一人で）行う場合は，以下の点に注意します．
- 荷重した時に**膝折れが発生しないようにする**．
- 前方への体幹移動に恐怖感を抱き，骨盤が後方に傾かないようにする．

患側も忘れずに
ブレーキをかけるよう促す

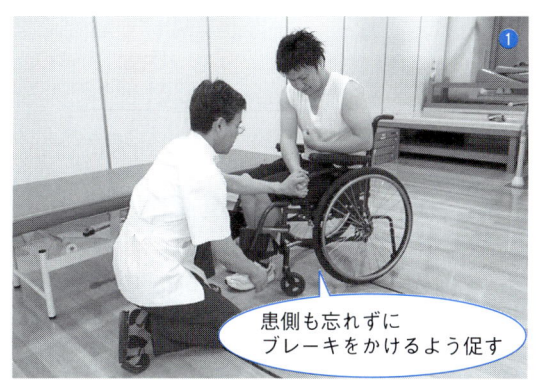

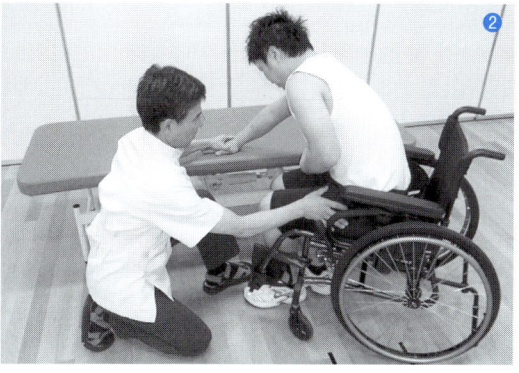

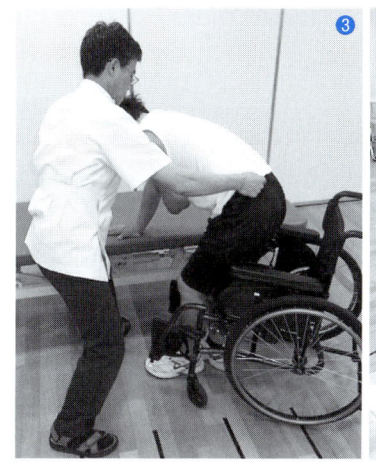

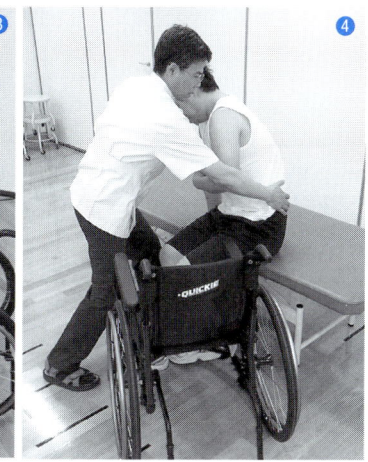

図4 車いすからベッドへの移乗（左片麻痺）

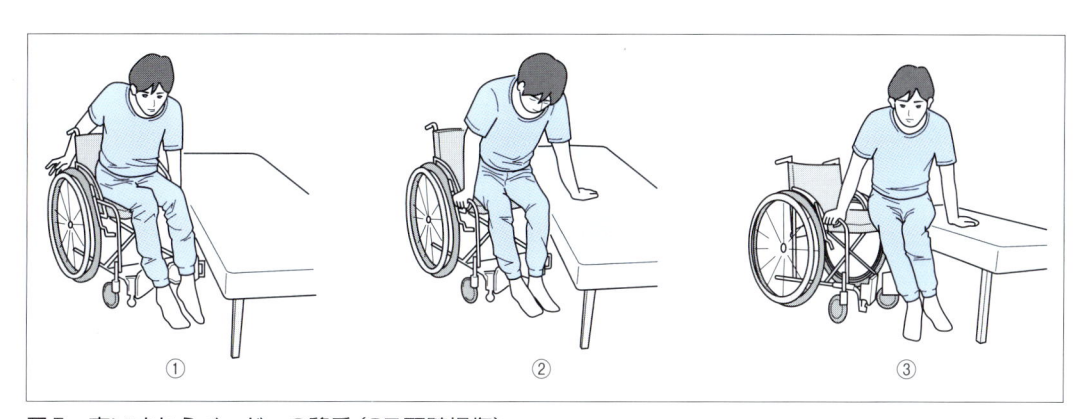

図5 車いすからベッドへの移乗（C7頸髄損傷）

c 対麻痺の場合

基本的に両上肢の筋力と体幹筋を最大限に利用して行います．ベッドに対し，斜め方向に車いすをつける方法がよいでしょう（図5-①～③）．

この方法ができない場合は，ベッドに直角につける方法を用います．両下肢をベッドに乗せた後，上肢の力で殿部を前方へ移動させる方法です．この方法はプッシュアップが困難な四肢麻痺患者でも用います．対麻痺や四肢麻痺の場合，移乗後にベッドとの位置関係を整えるために体の向きを変えなくてはなりません．したがって移乗練習と並行してマット上での体位変換や前後左右への移動動作練習を行う必要があります．その他の方法については専門書を参照してください．

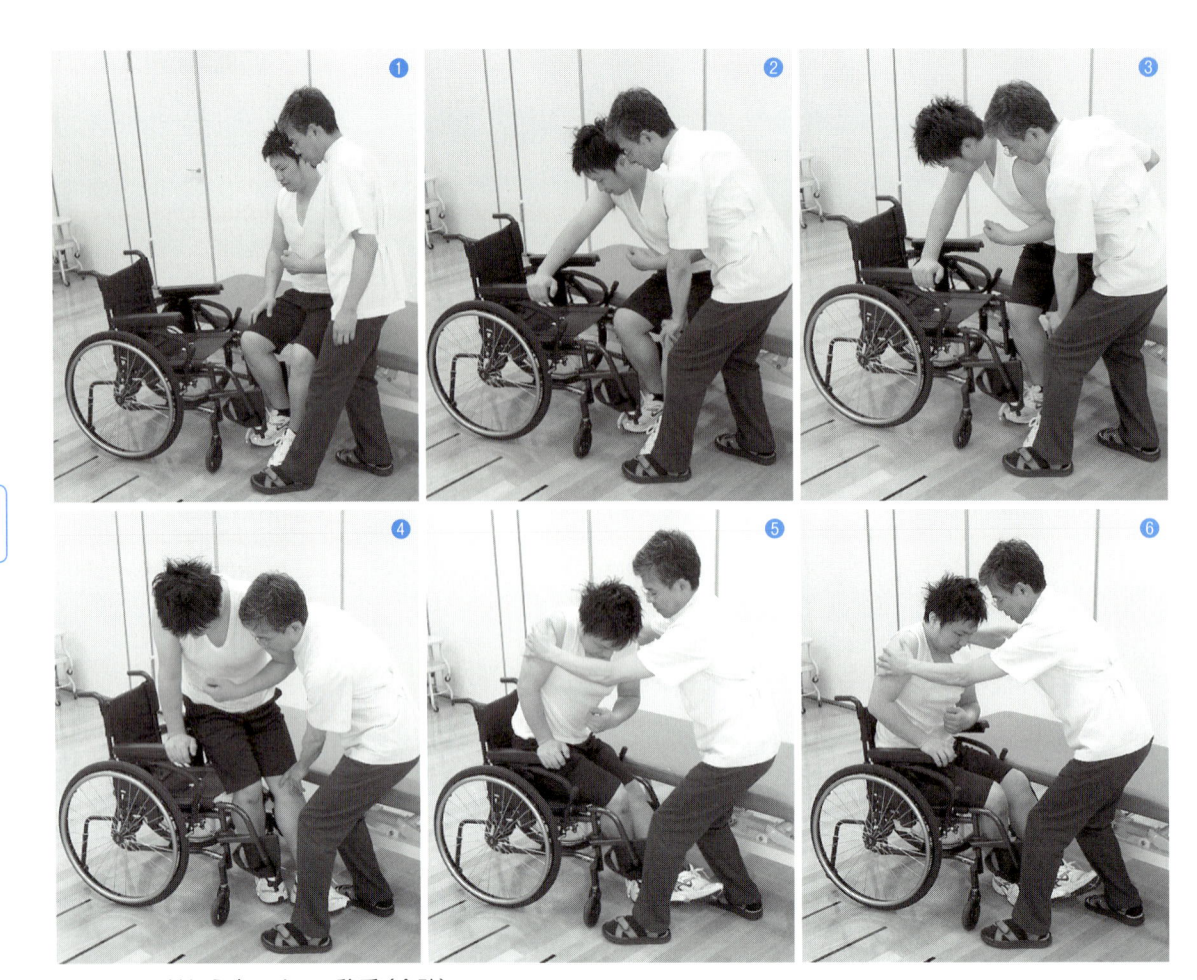

図6 ベッドから車いすへの移乗（介助）

2 ベッドから車いすへの移乗

a 基本的な方法

基本的に車いすからベッドへの移乗の逆です（図6-①～⑥）．この時の留意点は，以下のとおりです．

- 初期の段階では支持する健側の手で近いほうのアームレストを把持したほうが安全で容易である．
- 立ち上がった後に，把持するアームレストをベッドから遠い側に移す．
- 回旋角度を最小限とするために，殿部は車いすと対峙しないよう前もって近いほうのアームレスト付近まで寄せておく．

b 患側から車いすに移乗する場合

車いすからベッドへの移乗を健側から行った後，車いすはそのままの位置になるため，ベッドから車いすへの移乗では**患側から近づく**ことになります．その場合は，殿部を近いほうのアームレスト付近まで近づけ（図7-①，立ち上がった時，患側殿部が引っかかるほどには近づけすぎないこと），健側上肢で座面を押して殿部を持ち上げ（図7-②），健側回りで回旋させて殿部が車いすの座面上に位置した段階で腰を下ろして座ります（図7-③～⑤）．

この時，ベッドの頭側に垂直に手すりを設置できれば，より簡単に行えます．

なお，洋式トイレへの移乗も，前述「基本的な方法」を応用して可能となります（図8-①～④）．

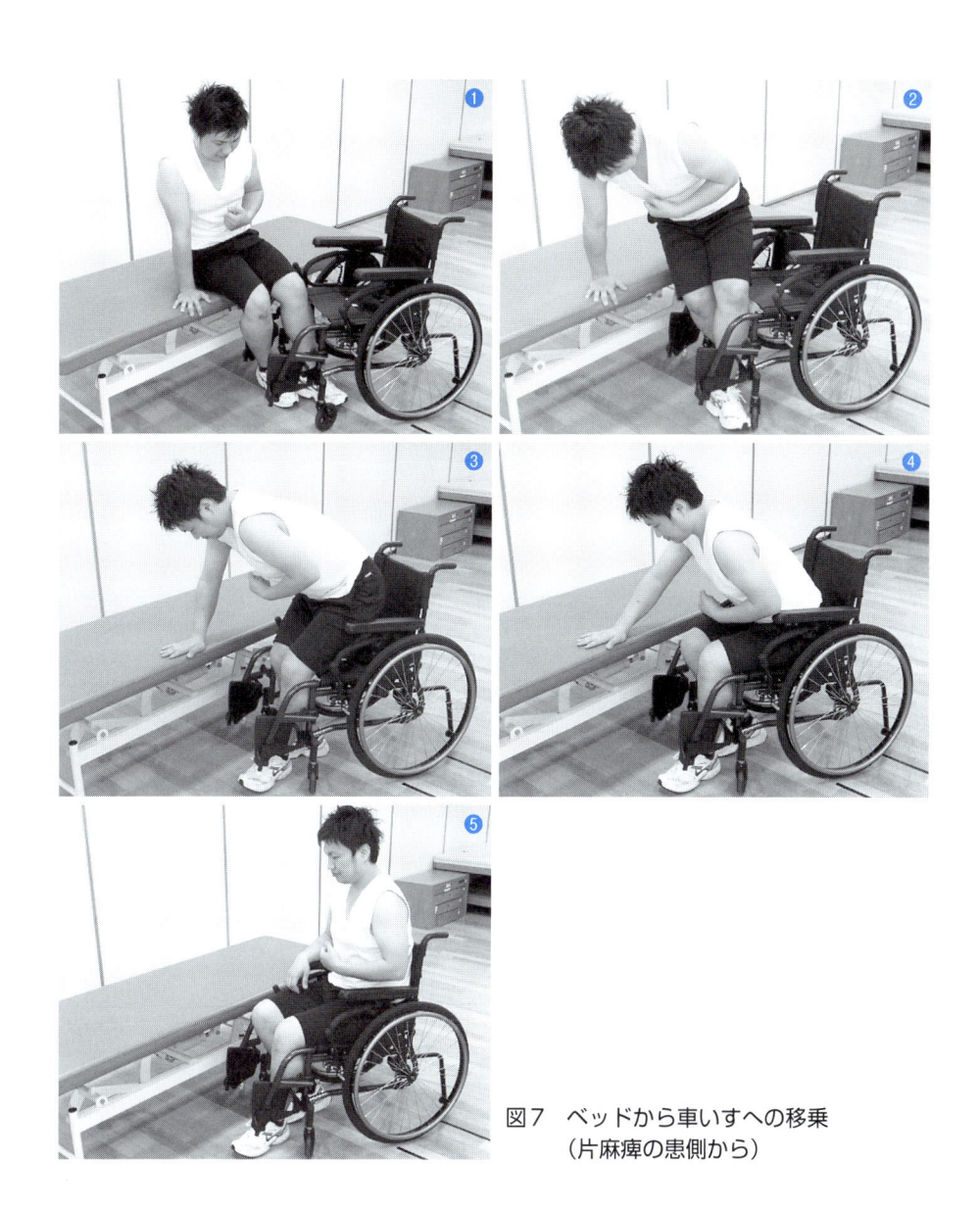

図7　ベッドから車いすへの移乗
（片麻痺の患側から）

3 椅子または車いすから床への移動

　これは実生活で行われることが少ない動作かもしれません．しかし，できるようにトレーニングしておくことが必要な場合もあります（6章-図11）．
① まず，殿部を可能なかぎり前方へ移動させます．次に思い切り股関節を屈曲させ，肘を伸展させて上肢を肩全体から前方突出させて床へ手を伸ばします．この時，患側下肢を前方に位置させて膝は立てておくと支点ができるので転倒の危険性が減り，安定します．恐怖感がある場合，床につくように伸ばした手で自分の健側下肢を滑らせるように伝わらせて後に床に手をつくのもよい方法でしょう．
② 次に健側下肢を後方に引き，手掌で体重を十分支持しながら殿部を前方に滑り落とすように移動させて健側の膝をつき，手で支えた健側片膝立ちの肢位となります．
③ その肢位からさらに手の位置を前方に移動させ，骨盤を健側殿部で座るように回旋させて座ります．
　床から直接車いすに座る場合は，この逆の方法では困難です．いざりから両膝立ちとなり，健側を前方に踏み出して片膝立ちとなった後で立位を

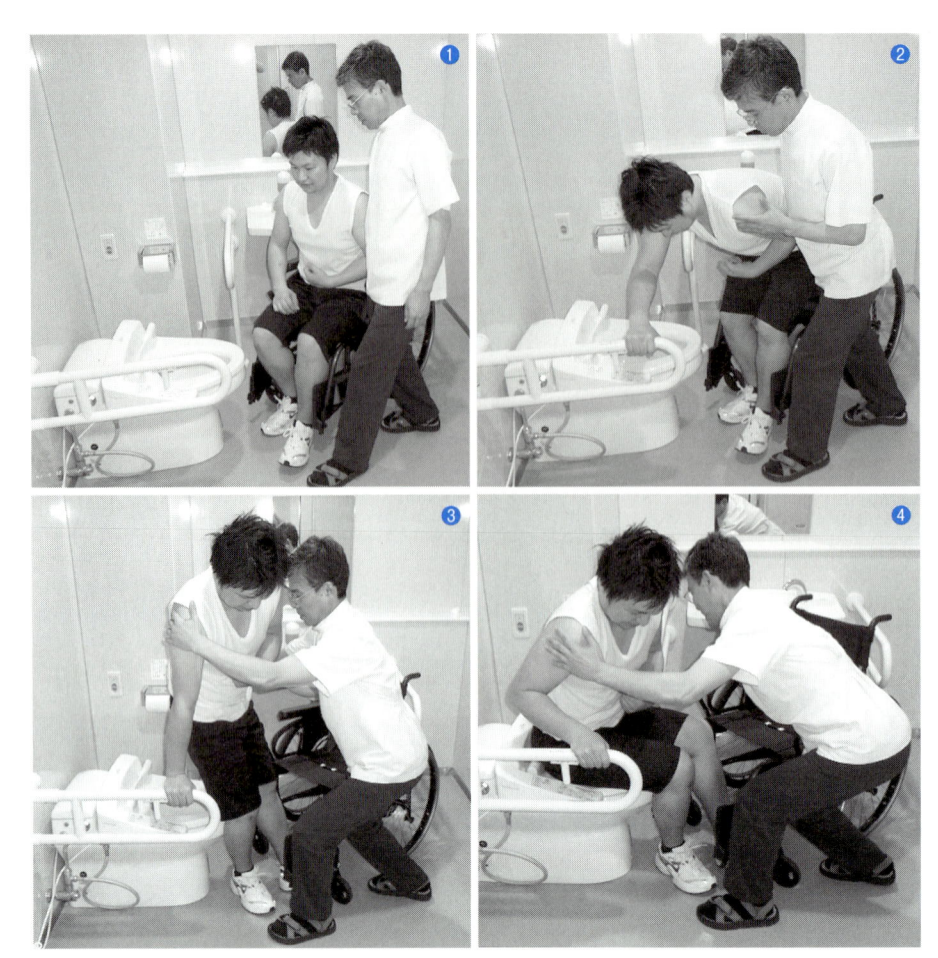

図8 洋式トイレへの移乗

とった次の瞬間に，回旋させて車いすに座ります．これは椅子の場合も同様に実施できます．

4 浴槽への出入り動作

片麻痺患者を例に，図9に示します．

5 車への移乗

車への移乗は，ドアの開閉様式，座席への接近方法，車いすであれば乗ってきた車いすの車載を考える必要があります．ここではC6B頸髄損傷者の自立した方法を提示します（図10）．

コラム①　移乗動作のポイント

● 乗り移り先の座面の高さは，座っているものと**できる限り同じ高さにする**と移乗が楽です．
● 支持点を選ぶ時には，初期ではできるだけ**安定したものに荷重をかけ，支持基底面を広くとる**ことを心がけます．
● 機能回復に伴ってしだいに狭くしたり支点を少なくしたりするなど，動作の自立へ向けた工夫をこらします．

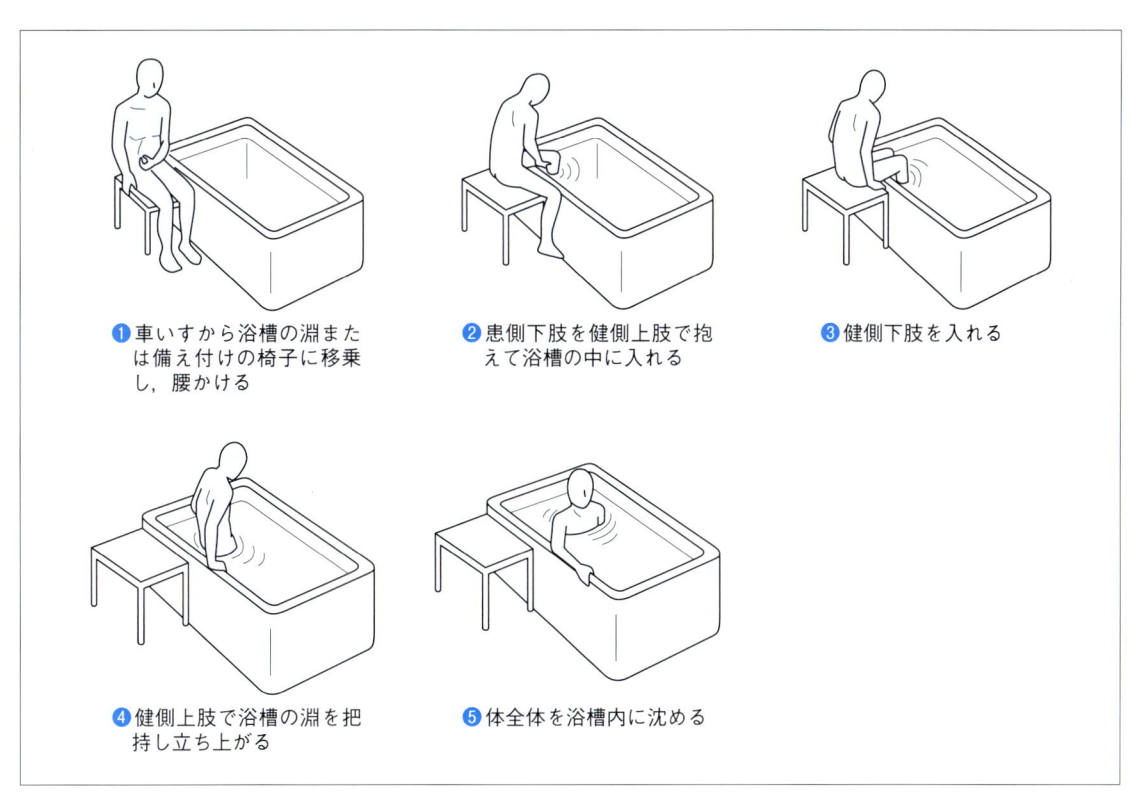

❶ 車いすから浴槽の淵または備え付けの椅子に移乗し、腰かける
❷ 患側下肢を健側上肢で抱えて浴槽の中に入れる
❸ 健側下肢を入れる
❹ 健側上肢で浴槽の淵を把持し立ち上がる
❺ 体全体を浴槽内に沈める

図9 浴槽への出入り動作

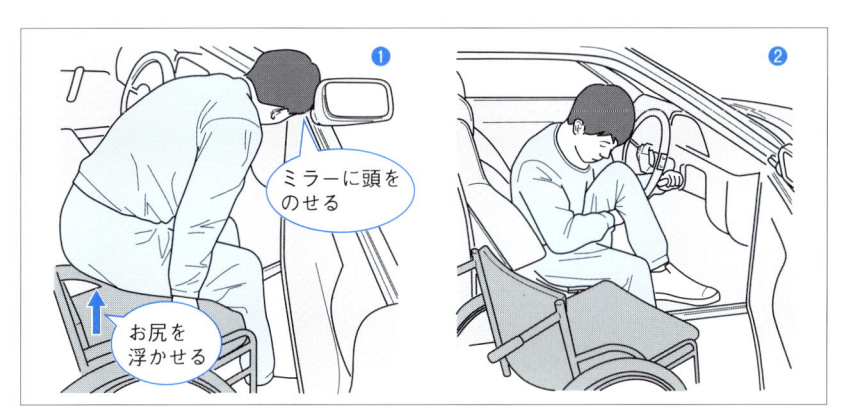

❶ ミラーに頭をのせる
お尻を浮かせる
❷

図10 車の運転席への移乗（C6B頸髄損傷）

> **【ケーススタディ】　頸髄損傷者の家庭・社会生活復帰**
>
> **患者：27歳の男性，交通事故によるC4完全損傷．**
>
> 受傷後，患者は顎を使ってレバー操作を行うフルリクライニング式電動車いすを購入して操作が自立した．退院へ向けて，環境コントロールシステムを使用して，ベッド上臥床の状態から電話，扇風機，クーラーなどのスイッチを操作できるように環境を整え，自宅改修を行った．
>
> 現在は退院し，家庭・社会生活を営んでいる．入浴はベッドから浴室までにレールを引いて，リフトで体を持ち上げて洗い場まで移動し，シャワー浴を用いている．居室で電動ベッドから電動車いすへ移乗すると，居室から庭へと続くスロープを電動車いすで移動し，ワゴン車に乗って外出もしている．運転手は家族やボランティアに依頼しているが，自分と同じ頸髄損傷者へのピアカウンセリングなども行い，社会貢献を果たしている．
>
> 移乗動作を人的協力や機器に依存してはいるが，手段はどうであれ，いかに生活・人生を豊かに生きるかが重要であろう．

第9章　文献

1) 服部一郎・細川忠義・和才嘉昭：リハビリテーション技術全書　第2版．医学書院，1984．
2) 伊藤利之・鎌倉矩子：ADLとその周辺　評価・指導・介護の実際　第2版．医学書院，2008．

10章 患者指導とADL指導

Ⅰ. 自己管理能力と患者指導
Ⅱ. ADL指導法

I. 自己管理能力と患者指導

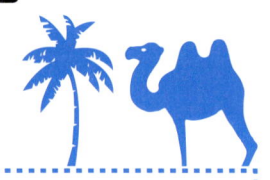

> **はじめに**
>
> 昨今の"根拠に基づく医療（EBM）"の流れから，理学療法においても"根拠に基づく理学療法実践（EBPT）"が求められています．これまでのような理学療法士が与える治療から，患者自身が治療に参加し，学び，自己管理する能力を身につけて日常生活を送る理学療法システムへパラダイムシフトが起こっています．患者とともに協働できる理学療法士が増えることが求められているのです．患者自身の成功体験，自己効力感の体得は理学療法の成否に関わる重要なポイントです．患者指導とあわせて考えてみましょう．

1 自分で自分をコントロールできる能力を身につけるには？

練習によってある動作ができるようになった後，それが日常生活で確実にできるようになること，さらに日常的に行っているレベルにまで達することが運動療法の目的であることはすでに述べました．入院中にできていることが，自宅に帰っても，あるいは他の施設に入院・入所しても継続してできることは非常に重要です．健康な人でも加齢とともに運動機能は低下するため，障害があればなおいっそうそれを維持することが大切になってきます．

自己管理は**セルフマネジメント**ともよばれますが，**健康管理も含めた運動機能を維持する**目的で行われる日常的な行為全体を指します．

2 患者自身の認識が必要

自己管理能力とは，自分の責任で自分を管理していく能力のことです．つまり決定権も自分にあるわけです．自己管理能力の違いによって機能が維持できる，低下する，あるいは向上するといった異なる予後を導くという認識を患者自らがもつことが重要です．

例えば脊髄損傷者では，トレーニング後や1日の後半に自分の坐骨部や殿部に褥瘡がないか，皮膚の発赤や傷がないかなどを必ずチェックすることを日課としている人がほとんどです．**習慣化するまで繰り返し行うこと**，それが大切です．

自己管理能力を身につけることは，**患者主体の治療目標を設定する**ことにほかなりません．

理学療法士と患者が協働して目標を達成するために必要な質問項目を表1にあげます．

3 運動指導前に準備すべきことは？

まず，**患者の運動に取り組む姿勢や態度を確認**しましょう．具体的には以下のようなことを質問します．
- 患者は運動によって症状が軽くなり，機能回復すると思っているか．
- 患者には運動習慣があるか．
- 患者は運動を不快だと思っていないか．

表1　理学療法士と患者が協働して治療目標を達成するために必要な質問項目

Q：理学療法を希望した目標・目的は何ですか？
Q：治療を受けて達成したいことは何ですか？
Q：治療目標を達成しつつあると感じるのはどんな時ですか？
Q：どれくらいの期間で目標を達成したいですか？
Q：家庭，職場，学校，あるいは余暇時間を含め，あなたの最も重要な活動は何ですか？
Q：介助・支援が必要な活動で，自立したいと考えている活動は何ですか？
Q：自立したい活動のどの部分が，最も大きな問題だと思っていますか？
Q：今は全くできない，できても難しいと思う活動のなかでもう一度，できれば簡単にできるようになりたい活動は何ですか？
Q：今抱えている問題の中で一番に解決したい，または軽くしたい問題は何ですか？

(Kisner C, Colby LA, 2007, 文献1より)

4 運動の手順を具体的に考えよう

以下の点に留意しながら，運動の手順を組み立てていきます．
- 簡単でストレスの少ない運動から始める．
- 最初に成功感が得られるよう工夫する．
- 運動学習の手順に従い，単純な課題から複雑な課題へシフトさせる．

5 具体的な取り組み（例）

以下が重要な項目です．
- トレーニング日記をつける．
- スケジュールを立てる．
- 依存的にならない．

自分のことは自分で行うように努めるが，時間や労力がかかることであれば，機械の力を借りる，人的介助を求めることは決して悪いことではなく，むしろQOLを高め，自己決定能力を向上させる積極的な生き方につながる．
- 家族や支えてくれる周囲の人々の理解を得る．

6 脊髄損傷者の具体的自己管理方法あれこれ

脊髄損傷者を例に，自己管理方法を考えてみましょう．

- 車いす座位で，背もたれにもたれかかり両手を挙上して胸郭を拡張させる．バランス練習，水分量のチェック，排尿管理，1日の尿量の確認，座位での自己関節可動域維持などを行う．
- 肩関節障害には，痛みが強い時には枕，アイシング，鎮痛薬を用いるなどの対応をする．
- 腹式呼吸，abdominal pad法による横隔膜トレーニングを行う（コラム①）．

7 運動課題の種類

運動課題を大きく3つに分け，それぞれでどのような特徴があるか考えましょう．
- **個別課題**：開始と終了が認識できる動作
  例）アキレス腱のストレッチング

コラム①　abdominal pad法とは？

腹式呼吸の練習のために用いる方法です．背臥位で膝を立て，肋骨弓下の腹部に重さ1〜3kg程度の砂嚢をのせます．これを抵抗（負荷）として用い，横隔膜の筋力トレーニングを行う方法です．吸気時に砂嚢を持ち上げるように努力させます．このような簡単な方法で主たる吸気筋である横隔膜の筋力維持が自宅でもできます．

- **連続課題**：一連の個別課題が特定の順序で組み合わされて構成される動作
  例）車いすからベッドへの移乗
- **継続課題**：開始と終了が曖昧な反復的連続動作
  例）サイクリング，山登り

 患者の習得すべき動作は，このどれに相当するか，指導者である理学療法士は判断する必要があります．例えば，自分で頸部の回旋可動域を維持，拡大するためのホームプログラム（図1）では，以下のことが要求されます．

・タオルの端を動かしたい頸椎に正しく当てる．
・適切な伸張力をタオルに加え，引く方向と力をコントロールする．
・実施中は体幹を姿勢よく保持する．
・痛みのない範囲で最大運動が行えているかモニタリングできる．

 これは個別課題に相当します．したがって学習は比較的やさしいと思います．

 <u>運動学習</u>は日常生活動作（ADL）指導に必要不可欠な要素です．運動学習を促進するためには，運動課題の与え方に工夫が必要です．その1つは運動課題の難易度を単純な動作から複雑な動作へ段階的に上げていく方法です．具体的な項目をあげて説明したのが図2です．

 この方法を用いて，課題条件下で機能的課題の特徴を分析し，患者ごとの適切な難易度が設定できます．またその治療戦略を方向づけてくれます．

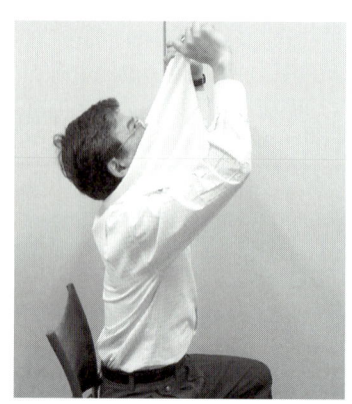

図1　頸椎の自己伸展運動（運動併用モビライゼーション）

		動作の望ましい結果			
		静的活動		動的活動	
		物体の操作なし	物体の操作あり	物体の操作なし	物体の操作あり
環境要因	閉鎖環境 試行間の変動なし	単純 ベッドでの端座位維持	机でコンピュータ使用	ベッドから立ち上がる	複雑 リビングへ食事を運ぶ
	閉鎖環境 試行間の変動あり	いろいろな椅子に座って座位維持	キッチンで食器を片づける	自宅で段差の違う階段を上る	たくさんある客間に食事を運ぶ
	開放環境 試行間の変動なし	エスカレータでバランス維持	エスカレータで鞄から物をとる	エスカレータを歩いて降りる	エスカレータを歩いて昇りながら鞄から物をとる
	開放環境 試行間の変動あり	電車の中で立ってバランス維持	揺れている屋形船でワインを飲む	雑踏の中を歩いて通り抜ける	デパートで買い物をする
		複雑			複雑

図2　日常生活動作の運動課題分類法（Kisner C, Colby LA, 2007, 文献1より）

II. ADL指導法

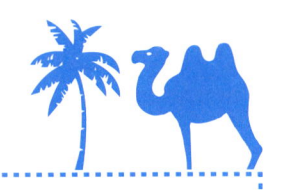

> **はじめに**
>
> 日常生活動作（ADL：Activities of Daily Living）には非常に多くの動作・活動項目が含まれますが，民族，国，地方，文化，生活レベル，生活様式，風習，家族関係，個人の習慣などによって大きく異なります．概念的にはADLの範疇には「起居・移動動作」と食事や入浴，排泄などの「身の回り動作」が含まれていると捉えられています．買い物や家事，仕事などは生活関連動作（APDL）とする考えが一般的です．

1 基本的な考え方は？

基本動作障害が重度であれば，ADLの自立できない項目が増え，介助量が増えます．"介助"には機器，自助具，補装具などのほか，人的介助も含まれます．歩行が自立しない場合でも，車いすや歩行器を使用すると自立して移動することができます．大切なことは適切に評価すること，そしてできる項目とできない項目に分けることだけではなく**している項目**と**今後行う項目**を明確にすることです．また，患者が**何を最も重要な活動と考え，何を自立したいと願い，解決または軽減したい問題をどのように捉えているかについて協働して確認すること**も重要です．

2 目標を立てて取り組もう

- **人的資源**をどのくらい活用できるか．
- **ケアの中心は誰か**，どのくらいの負担度か，本人にはどの程度行ってもらうのかを把握する．
  そのためには，評価を行い，コメントや課題欄を用いて家族や本人に認識してもらい，**目標設定**と具体的練習方法を実践して明確にしておくことが必要です．

3 自宅で運動を行うにあたり大切なことは？

- **あるものを使う**．
- **いる人に見てもらう**．
- **いる人に手伝ってもらう**．
- **安全・確実にできることを優先する**．
- 生活を見る，生活空間を広げる工夫，生活の質を高める目標をもつ．
- 自宅でなぜできないのか，なぜしないのか原因を追究し，発見できたらその解決策を理学療法士だけでなく生活する本人，家族や同居する人，**支援する人と情報を共有し，ともに学習し，共生する方策を考える**．
- わからない場合は尋ねること．自分の力だけでは解決できないとわかった時点で，助言をしてもらう．自分の仲間や支援者をたくさん作っておくこと．
- **福祉機器，補装具，便利グッズ**などの活用方法をある程度知っておく．
- 生活障害という視点から問題点を明確にし，解決する．
- 確かに「できるか，できないか」は身体機能の評価に直結しているが，評価で大切なことは**生活の中で「するか，しないか」を見きわめる**ことである．

コラム② 国際生活機能分類（ICF）とは？

ICFは，国際生活機能分類（International Classification of Functioning, Disability and Health）の略で，WHO（世界保健機関）で1980年に制定されたICIDH（国際障害分類：International Classification of Impairment, Disabilities and Handicaps）の改訂版です．2001年に制定され，正式名称は生活機能障害・健康の国際分類といいます．障害に関することを約1,500項目に分類し，それらが図3のような相互関係をもって作用していることを示したものです．

図に示すように，障害をマイナス面から捉えた従来の概念とは異なり，ヒトのもつ生活機能をプラスと捉え，その上に立って障害（マイナス）を映し出すのがICFの思考概念です．プラスの視点では活かせる機能，動員できる機能を考えます．動作の改善から活動，行為の改善を経て行動の改善へとつなげていく思想です．

対象者を障害のある人として捉え，それを包括的に把握し，生活機能を重視します．また活動評価は「している活動」「できる活動」です．さらに能力は潜在能力と，これから行う「する」ことができる獲得能力をみます．このように目的志向型の能力を考えます．

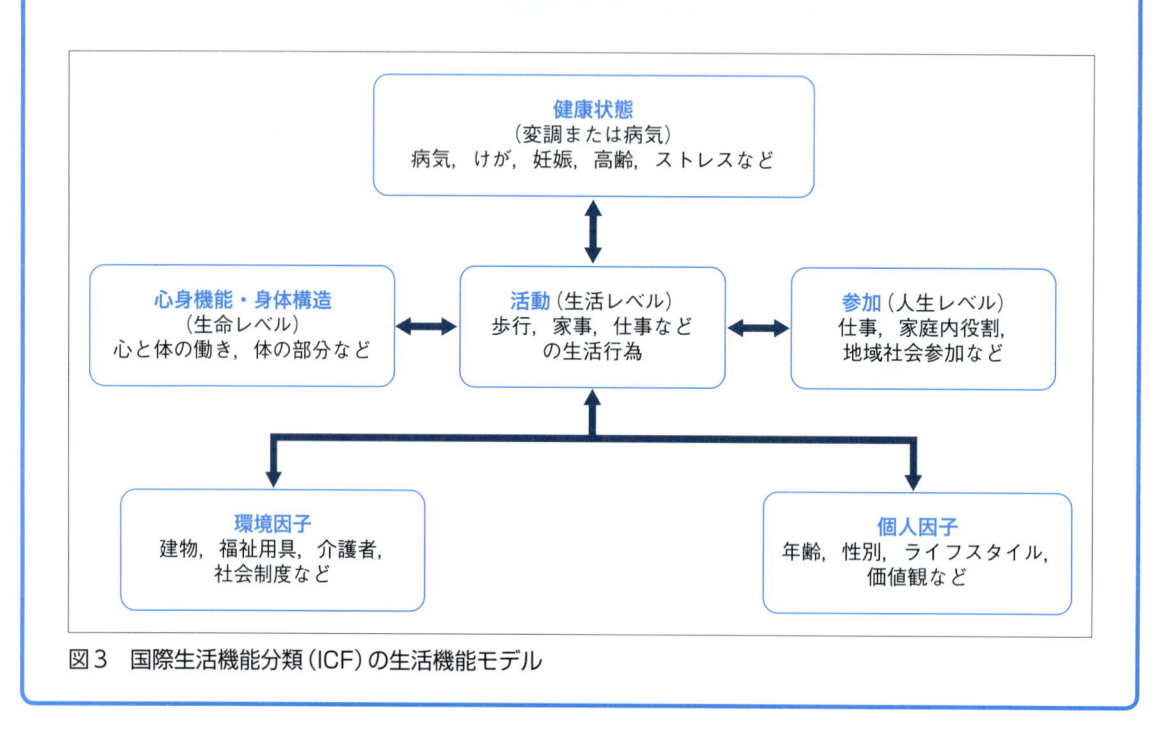

図3 国際生活機能分類（ICF）の生活機能モデル

4 ADLからQOLへ

治療練習から補装具，物理的・人的・環境的因子へと複合的に考える具体的な方法を探してみましょう．

- 安全で正しい動作と危険で誤った動作を対比して実演し，それを患者に体験させる．
- それらの動作がなぜよいのか，なぜ悪いのか理由をつけて説明する．
- その患者にとって適切な動作が実施できれば，その動作を実演指導する．
- 動作が正しくできない場合の理由をわかりやすく説明する．
- 口頭のみならずイラスト，文書で説明したホームプログラムを作成し，提供する．
- 病棟や家庭での実現に向けて少しずつ，できるまで反復して指導する．

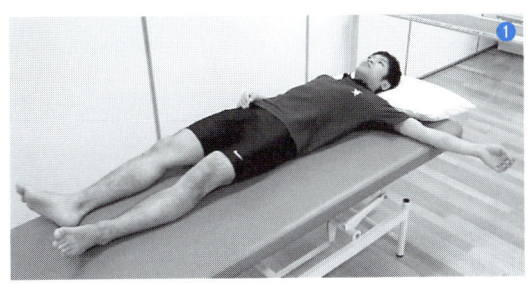

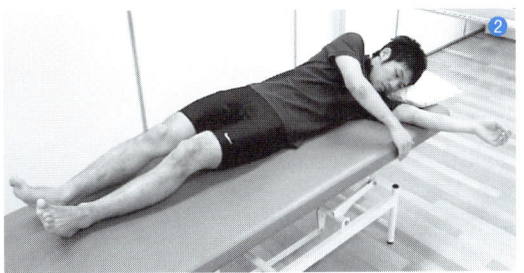

図4 寝返り

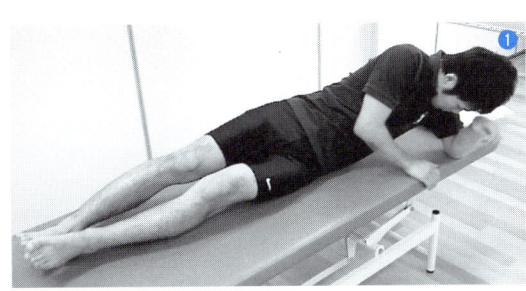

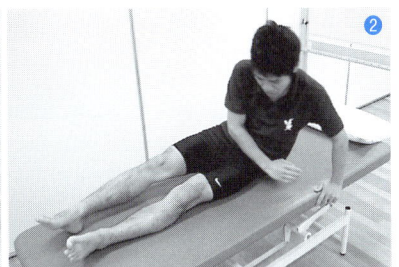

図5 寝返り→起き上がり

- 退院後の生活場面で実際に動作を実践できるか評価する．不可能ならば環境に合わせた代替法を考える．

5 指導戦略はどのように立てる？

繰り返しになりますが，運動学習の理論を用いた指導方法を以下にまとめます．
- 課題運動・動作の目的を明確にする．
- 患者にとって最も安全な動作方法を指導し，援助して実行させる．
- 動作の速さ，運動範囲を示す．
- 難しい課題は部分練習法を取り入れ，動作を分割して行う．
- 疲労を考えて，習熟するまでは回数を減らす．
- 結果に対する知識（KR）を知り，修正する時間的余裕を与え，内在的フィードバックを考慮する．
- 視覚，口頭，触覚などあらゆるフィードバック手段を用いる．

6 具体的な例をあげて考えよう

a 寝返り

ベッド上での更衣動作，褥瘡予防のための体位変換などのほか，臥床した姿勢から体位を変換する場合に不可欠で，最も基本的な動作です．また起き上がり動作の初期の頭を持ち上げる運動も含まれており，重要です（図4）．

通常は健側，あるいは非障害側から起き上がります．その理由は以下の2つです．
- 障害側への荷重や圧迫による損傷の回避：
障害側へ寝返ると，障害のある半側，または肢節に圧迫がかかり，特に肩に疼痛がある場合はさらに損傷を加え，症状を悪化させます．
- 動作の連続性に有効：
健側へ寝返れば，その後健側上肢・体幹・下肢を使用した次のADL，例えば起き上がりへとつながりやすいのです（図5）．

b 起き上がり

ベッドに臥床した状態では，天井を向いたまま

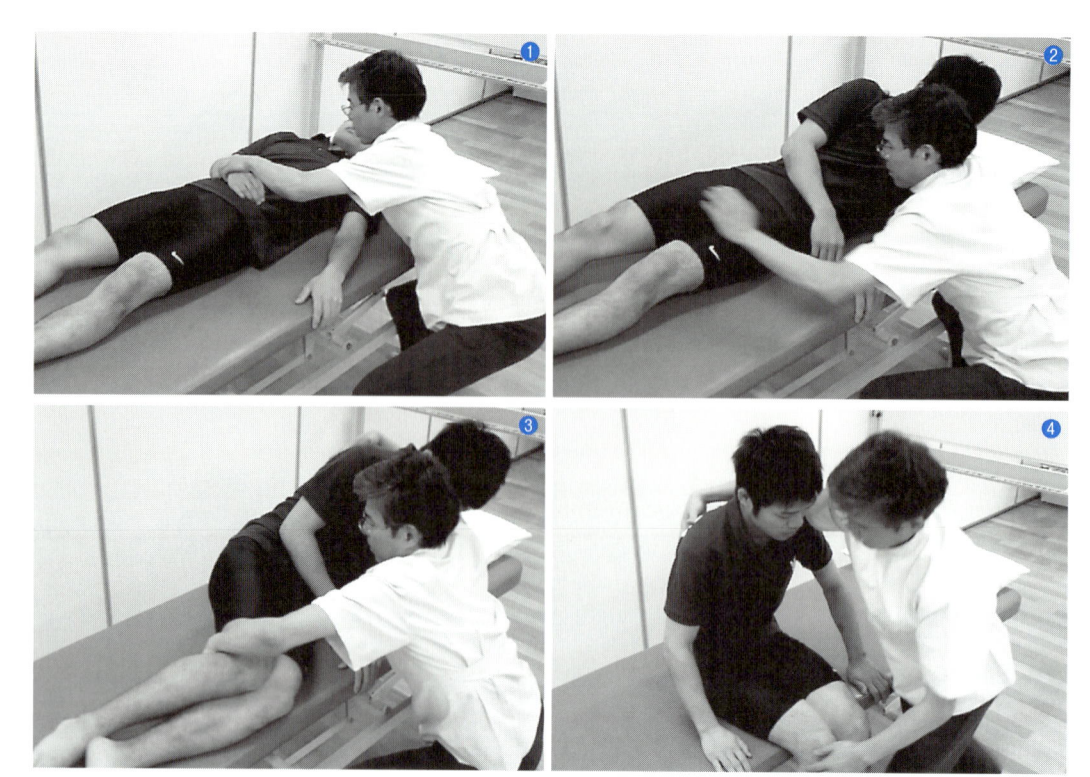

図6 起き上がり→ベッド端座り(介助)

です．この頭の位置を変換させ，早期に重力に抗した姿勢に導くためには，起き上がり動作はとても重要な動作です．ここでは右片麻痺を想定して説明します．

① 患側上肢を健側上肢で持ち上げ，胸腹部に置きます．健側下肢で患側下肢をすくい，両下肢を交差した状態から健側へ引き寄せます．

② 引き続き頸部・上部体幹を屈曲させながら健側へ回旋させて前腕で支持し，同時に組んだ両下肢をベッド端から下ろします．足を下ろし始めたら，肘を伸展させて手掌支持の端座りとなります（図6）．高齢者では脊柱の可動性が低下し，ハムストリングスの短縮による膝の屈曲拘縮，また腹筋群の弱化があいまって長座位の保持が困難です．また，体を支持し，発揮した力を伝達しやすくするためにもベッドのマットレスは適度な堅さが必要です．

c ベッド上での移動

ベッド上で体の位置をずらしたり，枕の位置を調整したりする場合などに有用で，健側肩関節の伸展と，殿筋群を使用して屈曲した下肢を伸展させ，殿部を持ち上げることが要求されます．また殿部を持ち上げた時に体幹の伸展を保持するためには脊柱起立筋や腹筋群が協調して活動することが重要です．体全体を「伸ばす」ことを強調しすぎると，急激な動きとなり，実用性を欠いた動作になってしまいます．少しずつでもよいので確実にできるよう指導します．

d 椅子座位での坐骨の位置移動

片麻痺の場合，座位での位置移動は想像以上に難しい動作です．特に上肢や下肢を使わずに行う場合，体幹内部の運動，つまり各椎骨間の3軸運動がタイミングよく動いてはじめて可能となります．この運動は端座りや椅子座位のみならず，車いす上での座位からベッドへ移乗する時の前段階の運動として，ふだん私たちも何気なく行っているものです．しかし，体幹の重度な麻痺が起こるとこのような運動が非常に難しくなります．その場合は，坐骨外側を保持し，交互に坐骨で歩くような動きを患者に知っていただき，一緒に行って

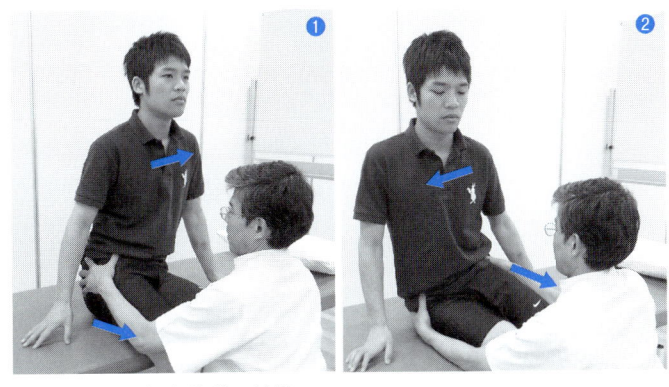

図7　坐骨の左右移動→前進

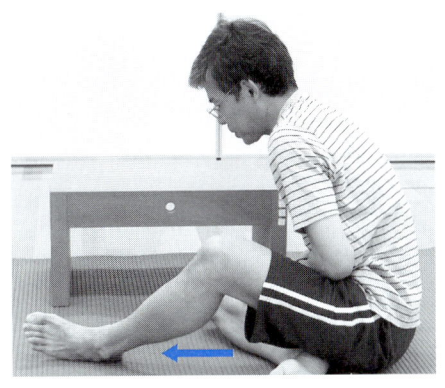

図8　床での移動

みるとよいでしょう（図7）．

e 床座位での前後移動

伸展させた患側下肢の膝の下に，膝を屈曲させた健側下肢を潜り込ませた崩れたあぐら座位となった姿勢から，健側下肢の外側を床に押し付けると同時に健側上肢で体を持ち上げるようにします．このとき体幹は全体をやや前屈位にしておくと後方へ殿部が移動しやすくなります（図8）．移動が完了したら，再度手掌を股関節あたりに置いてこの手順を繰り返します．このようにして，床の上をいざることができます．

f 座位での左右移動

前後移動よりもさらに困難です．接地した部分を考えると，体の長軸に沿った縦長の支持基底面に対し，抵抗が大きくかかる側方へ移動させるわけですから，摩擦抵抗もかなり大きくなります．健側へは比較的容易ですが，それでも健側上肢にかかる負担は非常に大きなものとなります．ADL上必須の動作ではありませんので無理に行う必要はありません．

g ベッド・椅子などからの立ち上がり

急性期を脱し，循環動態が安定して座位をとれるようになった段階では，車いすに移乗し，介助を受けながら移動することは精神的安定を得るうえでも大切です．座位姿勢からの立ち上がりの自立は，移乗や歩行自立への必須条件です．また，運動療法プログラムを促進するためにも可能なかぎり早期からチャレンジする必要があります．

この動作は，支持基底面が広く，重心位置が低い座位から，肩幅程度に開いた両足の外・前・後縁に囲まれた狭い支持基底面と重心の高い立位まで体の各関節を移動させることになります．そのため重心の三次元的移動と，それを可能にする順序性と活動のタイミング，収縮の量的・質的制御ができた全身の筋活動が要求されます．しかし，前述したように片麻痺の場合，立位保持は85％以上の患者が自立する動作です．したがって，発症間もない頃は不安定ですが，麻痺の回復とともに十分自立する方向へ向かいます．練習にあたっては以下のポイントをおさえましょう．

- 安心できる低い高さのベッドからの立ち上がりは逆に困難です．最初は高めのベッドや椅子から立ち上がる練習を開始します．できるようになれば成功体験によりモチベーションも高まります．
- 足部の位置は膝の位置よりも後方に引き，座面に近づけておくと立ち上がりが容易となります．また立ち上がりにくい場合は，健側足部をより引いておくと楽に立てます．
- 介助する場合は，患者の患側に座り，必要な支持を探し出しその部位を支持しながら動作を誘導します（図9-①）．通常，一側の手は患側膝に，他側は健側の骨盤に手を回して最低限の支持を与えます（図9-②）．そのうえでともに同じタイミングで立ち上がり，安定するまで見守ります．ポイントは股関節を十分屈曲させることであり，体幹を屈曲させることではない点に注意します．体幹は前屈しますが，比較的伸展した状態

のまま，股関節が十分に屈曲した後，殿部が支持基底面から離れた瞬間から股関節と膝関節の伸展が始まり，しだいに直立姿勢（アップライト；upright）になります（図9-③）．どうしても足元を見ようと頸部を屈曲しがちになりますので，初めのうちは仕方ないのですが，しだいに顔は前方を向いてもらうようにしましょう．座位になる場合はこの逆の動作を行います．恐怖心から，最初は急いで座ろうとしますが，ゆっくり，安全・確実に行うよう指導します．

ⓗ 床からの立ち上がり動作

入院中に試験外泊した患者が，困難であったと訴える動作の一つです．和式生活をする日本人には不可欠な動作ですが，近年はベッドを使う人も増え，必要度が低下している感があります．しかし，退院先が自宅ではない場合もあり，床から立ち上がる動作の習得は可能ならば積極的に行っておきたい動作です．何通りか方法がありますが，ここでは典型的な方法を解説します．

① 患側下肢を伸展し，健側をその下に置いたあぐら様座位となります．
② 体幹を前屈させて健側手掌をつき，患側膝を立てた3点支持の手をついた片膝立ちの姿勢となるまで殿部を持ち上げます．
③ 体重を前方についた手に移しながら，健側の足関節と中足指節関節を背屈させ，膝を床から離すと同時に伸展させ片手での高這いの肢位になります．手をしだいに足のほうに近づけ股関節と体幹を伸展させて，直立姿勢をとり，立位となります．
④ 最初は台などがあれば，それに手をついて状態を持ち上げることも可能です（図10）．ポイントは，不安定なうちは，無理に患側に体重をかけず，健側の機能を十分活用することです．患側の支持性がかなり低下している場合は殿部を患側方向に少し回旋させるようにしながら立ち上がることも試みてみましょう．

詳細は，「6章　起居動作練習」を参考にしてください．

ⓘ あぐら座位→膝立ち→健側片膝立ち→立位

患側膝を伸展したあぐら座位から両膝立ちになります．次に患側下肢を一歩前に踏み出した健側片膝立ちになります．上肢で支持した状態で，健側下肢に体重をかけながら患側下肢を伸展させて腰部を高い位置まで引き上げます．健側上肢と患側下肢に体重をかけながら，健側足部を前方へ移動させます．それに伴い体幹を直立させて完了です．

ⓙ 椅子に一度腰かけた後で立ち上がる

いざり移動などで椅子に近づき，健側上肢で椅子につかまる，または椅子の座面に手をついて肘を十分伸展し，健側股関節と体幹を伸展させて健側片足立ち肢位をとり，患側足部へ荷重をかけながら健側上肢とともに支持しつつ，健側下肢を前へ出して立ち上がり，腰を回転させていったん椅子に座ります．そこから続いて立ち上がります．

ⓚ 立位から床，畳，布団などに座る

床からの立ち上がりの逆動作ですが，これもすぐにはできない場合が多いものです．原因の一つ

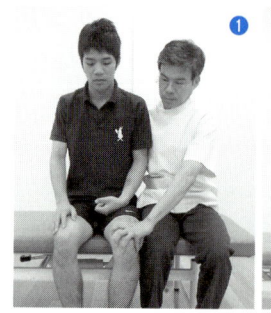

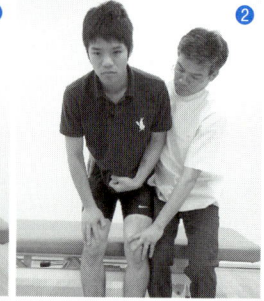

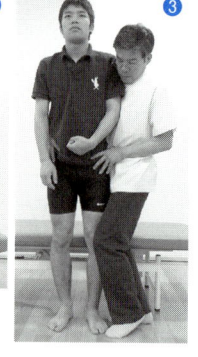

図9　座位からの立ち上がり

は視覚的な問題で，床との距離が遠く感じてしまうことにあります．そのため，いきなり立位から床に座る練習を行う前に，椅子座位から床へ手をつき，床へ座る練習を行うと恐怖心を払拭できることがよくあります．試してみてください．

まず，立位で健側下肢を患側よりも後方に引き，健側への荷重を増やします．その肢位から膝を少しずつ屈曲しながら床に手がつくまで健側上肢を下げていきます．手が床に触れた後，手に荷重をかけその間に膝を十分屈曲させて床に膝をつき，健側の手と膝をついて腰を回転させて殿部を床に下ろします．椅子や台に手をついたり，椅子

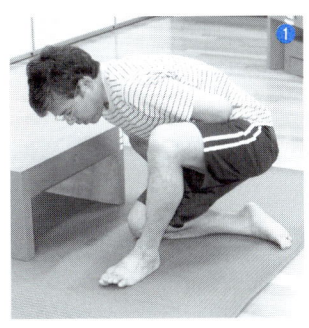

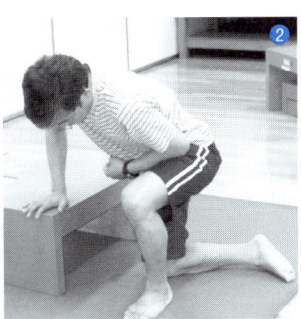

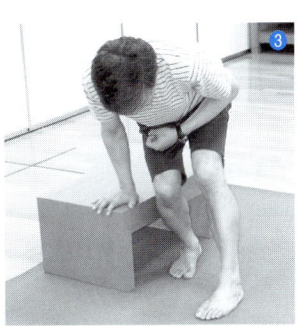

図10　台を用いた床からの立ち上がり

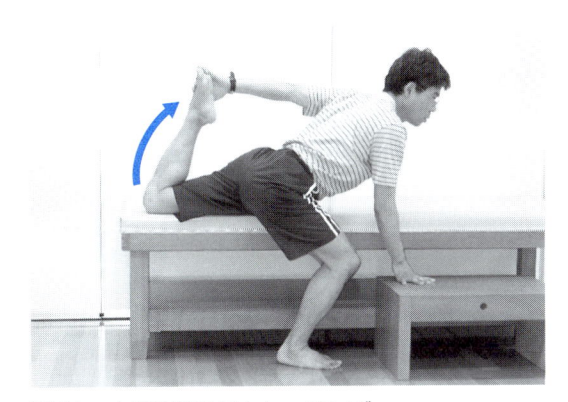

図11　大腿直筋のストレッチング

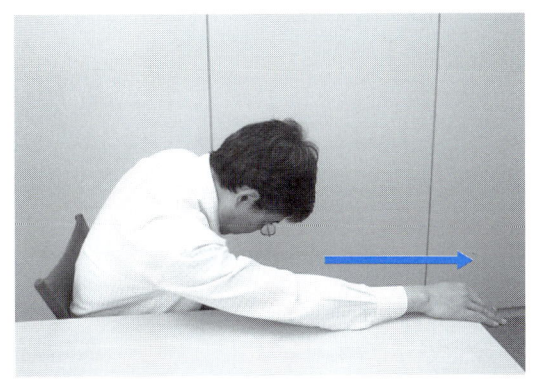

図12　右肩関節屈曲可動域拡大

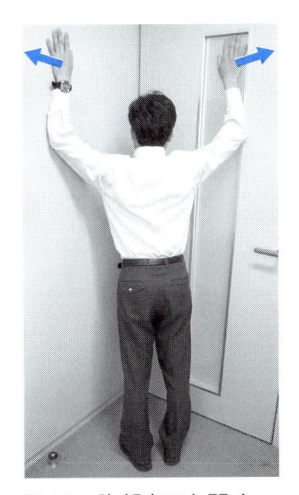

図13　胸郭出口を開く

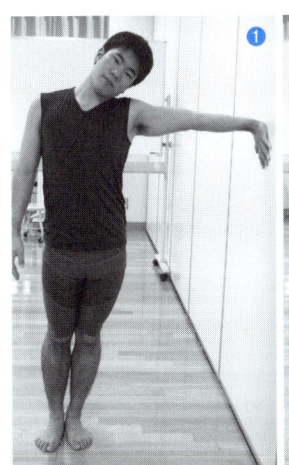

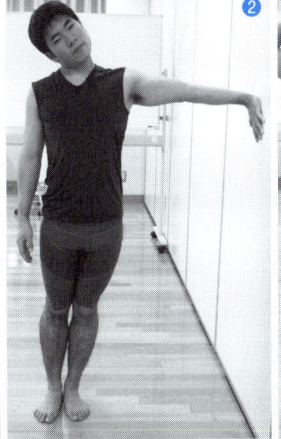

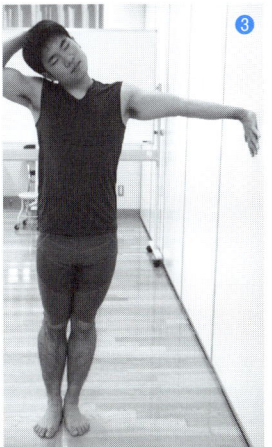

図14　正中神経ストレッチング

に腰かけてから座ると安心してできます．いろいろな方法を試して，患者に合った安全・確実で負担の少ない方法を選択しましょう．

図11〜16に，さまざまなトレーニングの方法を示します．家族や介護者に指導法や運動のポイントなどを教示しておくと，相互に情報交換が可能となり，人的資源を有効に活用できます．

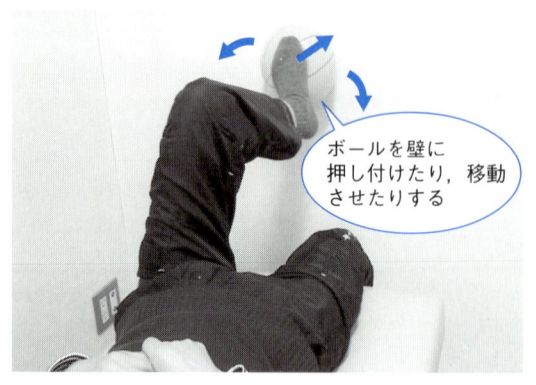

図15　壁を利用した下肢筋力トレーニング

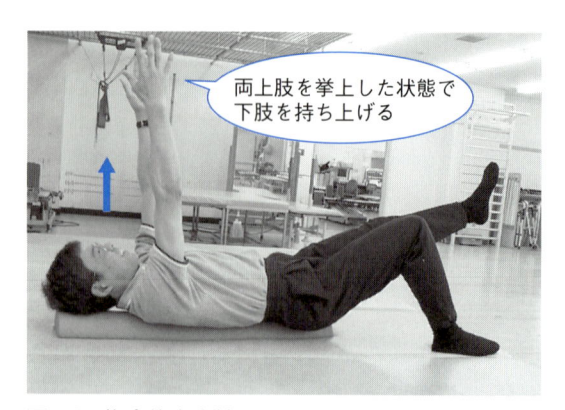

図16　複合的安定性トレーニング

☕ コラム③　ある整形外科医の工夫

　股関節が専門のある整形外科医は，定期的に外来受診する患者にあることを必ず記入させています．それは「1日の歩行距離」です．その横に疼痛評価のVASを記録する欄があります．その先生は前回受診した時から次の受診日まで，毎日欠かさず歩数を歩行日記に記録させ，それを確認しながら患者を問診します．

　患者が「この頃股関節の痛みが強くなりました．原因ははっきりしませんが…」と言ったとします．先生はすかさず痛み出した日と痛みの部位を確認し，歩行の状態を観察します．その後，歩行日記を見て，原因が歩くことと関連していないか入念に調べます．本人は意外に気がつかない場合が多いようですが，歩行距離のコントロールは変形性股関節症の患者では非常に大事な要素と考えています．歩行距離が長い場合は数日後に痛みや疲労感が出て，日常生活動作が困難になることが多いのです．また逆に歩行に費やす時間が短いと筋力低下や体重の増加につながり，マイナス面が出てきます．これらを指摘し，本人に気付かせ，自分の症状と日常生活動作の自己管理の重要性を教育しています．

　この先生と似たような工夫をして，患者教育をしている理学療法士も大勢いるでしょう．私たちもぜひ，まねをして習得したい実践例です．

第10章　文　献

1) Kisner C, Colby LA：Therapeutic Exercise：Foundations and Techniques 5th ed. F A Davis, 2007.
2) 田口孝行：基本動作の獲得・改善〔柳澤　健（編）：運動療法学〕．金原出版，2006.
3) 服部一郎・他：リハビリテーション技術全書　第2版．医学書院，1984.
4) 伊藤利之・他：ADLとその周辺―評価・指導・介護の実際　第2版．医学書院，2008.

11章 ケーススタディ

- Ⅰ. 胸郭出口症候群患者への徒手理学療法
- Ⅱ. 前股関節症患者への運動療法
- Ⅲ. C5頸髄不全損傷患者への運動療法

I. 胸郭出口症候群患者への徒手理学療法

> **はじめに**
> 本章では，これまでに本書で学んだ内容を発展・応用練習する目的で症例演習に挑戦してみましょう．まずは自分で課題について考察し，その上で「演習課題の要点」へと読み進めてください．

Case1：Aさん（50歳，女性）

Aさんは毎日5時間，店舗で食品詰め込み作業の仕事をしています．3年ほど前から，左片頭痛，左後頸部痛，肩の凝りと左上腕・前腕・第3・4指のしびれが生じるようになりました．不眠のため低い枕を使用しています．症状は気になっていたものの更年期障害と言われたためそのままにしていました．最近症状が悪化したため整形外科を受診し，胸郭出口症候群と診断されました．

演習課題①
理学療法評価としてどのような項目が必要でしょうか？

演習課題②
これまでの経過と評価結果から何を読み取ることができますか？ また症状の原因となった関連要因にはどのようなことがあげられますか？

演習課題③
どのように治療方針を立てられるか考えてみましょう．

演習課題④
自己管理とホームエクササイズを指導する場合，どのようなことに留意が必要でしょうか．また，具体的に考えられる方法をいくつか提案してください．

演習課題の要点

それぞれの演習課題について，自分なりの考えをまとめることができましたか？ 以下に，演習課題の回答例として，考える際の要点をあげています．参考にしながら，さらに検討を深めてみてください．

演習課題①の要点

以下に評価項目と結果をまとめます．

- **主な理学的所見**：深部腱反射は問題なし．胸郭出口での腕神経叢圧迫所見を確認するために用いるRoosテストは両側で陽性．姿勢では矢状面上で頭部の前方突出が見られ，胸鎖乳突筋，僧帽筋，肩甲挙筋の過緊張を認めた．しびれ感を訴えるも検査上は異常なし．
- **関節可動域**：頸椎伸展は1/2で上位頸椎の可動域が下位に比べ大きかった．伸展最終域で左後頸部痛の症状が出現した．右側屈は問題なし．左側屈は2/3で左後頸部痛の症状が出現．回旋は問題なし．
- **椎間関節他動運動**：頸椎の棘突起と椎間関節を後方から前方へ圧迫する手技を用いた検査では，上位頸椎（C1とC2）は硬い．特にC4～C6の棘突起に手技を用いた際，左後頸部痛の症状が出現した．項靱帯も触れると硬い．
- **筋力**：左上肢の筋力は右上肢に比較し全体に軽度弱化を認めるも日常生活に影響はなし．握力は右28kg，左24kg．

演習課題②の要点

- 症状の原因は，関節，筋，神経系など複合的であると考えられます．矢状面で頭部が前方に位置した特異的な姿勢は，痛みからの逃避姿勢と思われますが，習慣的な姿勢である可能性も否定できないため，正しい姿勢にした時の痛みの

変化と身体反応を確認する必要があります．習慣的な姿勢であれば，日常での自己管理方法の習得も含め複数回の治療が必要と考えます．
- 関連要因には，頚椎の経年的変化，日常生活での姿勢・労作および運動習慣，労働時の姿勢や環境要因などが考えられます．

演習課題③の要点
- 日常生活での労作や習慣のチェック，労働時の姿勢と身体状態の変化との関係について，理学療法士は患者とともに考察し，協働して問題解決に臨む姿勢が大切でしょう．
- 治療の優先順位を決定することも重要です．各症状（左片頭痛・肩の凝りと左上腕・前腕・第3・4指のしびれ）の重症度や性質から的確に判断しましょう．
- 本症例では，左後頚部痛と，肩の凝りと左上腕・前腕・第3・4指のしびれの治療を優先して行うことにしました．頚椎由来の頭痛（頚性頭痛）であれば，頚椎の治療により左片頭痛の症状にも影響があることが予測されます．

演習課題④の要点
- 頚椎の姿勢と症状の関係を意識させたプログラムとします．そのために鏡で自分の姿勢をチェックする，可動域を維持する，自分でできる方法を患者とともに考えます．
- 症状の軽減が認められた方法を採用し，自己トレーニングの方法を一緒に行い，回数，頻度を決めます．また症状の変化に対応し，適切に変更します．経過を観察し，自己管理できているかチェックし，できているならば自己効力感が得られるよう支援します．
- タオルを使用した頚椎自己伸展トレーニング（3章-図13）や神経のストレッチング（10章-図14），また胸郭出口を拡大できるような運動（10章-図13）などが考えられます．
- 症状の経過に合わせて，必要ならば全身の筋力，体力維持のために定期的な運動を習慣づけることを勧めます．仕事上で用いる機会の少ない身体部位をトレーニングするよう工夫しましょう．

本ケースで行った治療および効果
- 初日の治療
  ① 頚椎C3～C7棘突起および椎間関節の前後方向のモビライゼーション：治療後は頚椎伸展可動域3/4，最終域で左後頚部痛の症状が出現した．
  ② 座位にて運動併用関節モビライゼーション伸展（C6）：治療後は左後頚部痛が軽減し，ほぼ全可動域が得られた．
  ③ 頚筋の軽い圧迫・伸張：治療後は頚椎伸展による左後頚部痛の症状はほとんどなし．
  ④ ホームプログラム：C6を指で押さえゆっくり頚部を伸展させる．痛みを生じない範囲にとどめるよう注意してもらう．

  ↓
- 初日の治療後，当日と翌日までは頚部痛が軽減．しかし1週間で元に戻る．

  ↓
- 2日目の治療

  初日のプログラム①と②および神経を滑らせる手技（slider）を適用した．治療後は頚椎側屈，伸展問題なし．左後頚部痛は軽減し，肩の凝りと左上腕・前腕・第3・4指のしびれの範囲が狭くなった．

  ↓
- 今後の治療計画：神経を滑らせる手技の検討，自己管理・ホームプログラムの指導．

本ケースには頚椎の椎間関節運動と腕神経叢を含めた神経のモビライゼーションが有効と考えられました．

Ⅱ. 前股関節症患者への運動療法

Case2：Bさん（42歳，女性）

　Bさんは，数年前より右股関節前面に痛みを感じていました．跛行もありましたが，休養をとれば消失していたのであまり気に留めていませんでした．数日前より痛みと跛行が増強したため整形外科を受診したところ，変形性股関節症（前股関節症）と診断されました．股関節前方（鼠径部）に圧痛を認め，特に股関節内旋時に痛みと可動域制限があります．しかし健側と比較すると，股関節の各運動方向の可動域は概ね4/5程度を保持していました．患側立脚期に軽いドゥシェンヌ様の右方側屈（または横揺れ）を認めます．ADLはすべて自立しており，痛みの度合いにもよりますが30分程度の連続歩行が可能です．

演習課題①
　運動療法プログラムを立案する場合のポイントをあげてください．

演習課題②
　具体的な運動療法プログラムを立ててみましょう．

演習課題③
　有酸素運動はどのように組み入れられるでしょうか？　考えてみましょう．

演習課題①の要点
　本症例は軽症であるため，以下のようなプログラムが推奨されます．
- 股関節周囲軟部組織の伸張性の維持改善
- 股関節を中心とした下肢筋と骨盤から体幹筋の筋力強化
- 痛みのコントロール方法の指導
- 減量とその維持
- 日常生活動作の留意点の指導および工夫の奨励

演習問題②の要点
　具体的な運動プログラムは，演習課題①から発展させて考えるとよいでしょう．

1．股関節周囲軟部組織の伸張性の維持改善

- 股関節回旋：一側下肢を立てた（股・膝関節屈曲）背臥位で，運動する下肢はまっすぐ伸ばした状態で股関節を内外旋する（各々10秒間保持）．患側だけでなく予防的に健側も行う（10回を1セットとし，1日2〜3セット）．
- 腰椎，骨盤，股関節の回旋：両膝を立てた背臥位で左右へ骨盤を倒し，10秒間保持し元に戻します．左右10回ずつ行う．
- 股関節の開排：両膝を立てた背臥位から，ゆっくり股関節を開く．しばらく開排位を保った後，閉じる（10回を1セットとし，1日2〜3セット）．
- 側臥位での膝クロスオーバー（股関節屈曲・内転）：側臥位で，上側になった上肢は姿勢安定化のために胸の前で手掌部をつく．膝を曲げて胸に近づけるようにし，台（床）に膝の内側がつくように下側膝の前方にクロスさせ保持する（10秒）．そして元に戻す．左右ともに行う（10回を1セットとし，1日2〜3セット）．
- 股関節伸展：腹臥位で，上前腸骨棘は床につけたままで両肘を伸ばし上体を反らせる（10回を1セットとし，1日2〜3セット）．

2．股関節を中心とした下肢筋と骨盤から体幹筋の筋力強化

- 下肢の挙上（立位）：①背もたれのある椅子の上端を把持して立ち，膝伸展位で股関節を屈曲させ，保持する（2〜3秒）．②椅子に向かって立ち，同様に膝伸展位で股関節外転運動を行う．①②ともに左右で行う（10回を1セットとし，1日2〜3セット）．
- 股関節外転（臥位）：ベッドまたは床に下肢を伸展した背臥位となる．筋力に合わせ，大腿中央部，膝関節部，下腿部，足関節部を選択し，弾性ゴムバンドまたはチューブを巻き付けて輪

にする．抵抗に抗して両下肢を可能な限り開脚（外転）する（10回を1セットとし，1日2～3セット）．
- 下肢挙上（臥位）
  - 膝を胸に近づける（股関節屈曲）：両膝を立てた背臥位で，股関節を曲げて膝が胸につくよう近づけ，元に戻す．左右ともに行う（10回を1セットし，1日2～3セット）．
  - 膝伸展挙上：両膝を立てた背臥位から一側の膝を伸ばし，そのまま45°程度まで挙上する（SLR：straight leg raise）．その後ゆっくり元に戻し，膝を曲げて対側と揃える．左右ともに行う（10回を1セットとし，1日2～3セット）．
  - 股関節外転：側臥位で下側の股・膝関節を曲げ，上側になった上肢も姿勢保持のために胸の前で手掌部をつく．上側の股・膝関節を伸展位に保持したまま挙上する．2～3秒間保持した後，元に戻す．左右ともに行う（10回を1セットとし，1日2～3セット）．
  - 股関節伸展：腹臥位で腰を反らせないように，股関節を伸展させる（10回を1セットとし，1日2～3セット）．
- CKCによる下肢筋力強化：テーブルにまたは壁に向かって立ち，軽いスクワット（膝屈曲30°程度）運動を行う（10回を1セットとし，1日1～2セット）．
- 腹筋群の強化：膝を立てた背臥位から，上体をまっすぐ起こす（腹直筋），ねじって起こす（腹斜筋群）（10回を1セットとし，1日1～2セット）．

3．リラクセーション

いつも緊張した股関節は，時にはリラックスする必要があります．両方の膝窩部に大きな枕を入れ，股・膝関節を軽度屈曲した状態にします．または背臥位で30cm程度の椅子に両下腿部をおいて休むとよいでしょう．

演習問題③の要点

上記の他に推奨される全身運動（有酸素運動）として，以下のような運動が考えられます．
- 温水での水中歩行，サイドステップ．可能ならば大股で歩く．
- 30分程度の歩行（特に痛みが強いときは実施しない）．

以上が本ケースに実施できる標準的な運動療法です．その他にもいろいろな方法が考えられます．症状を悪化させない範囲において，自分で工夫してプログラムを立案してみましょう．また，患者から「このような運動はいけませんか？」とたずねられた時は，理由をつけて運動の適否を説明してあげましょう．

た，社会生活を営むにあたって食事，排泄の自立は重要な要素です．情報として得ておく必要があります．

本ケースの場合，更衣，入浴，移動，排泄動作などに介助が必要とされたものの排尿コントロールが可能であり，家族・友人の協力・支援が得られたこと，コンピュータ・プログラマーとして自宅から近距離にある会社に就職できたことが有利に作用し，退院後も社会的生活を送ることができました．

このように可能な限り予後に見合った運動療法を構築するとともに，最終ゴールは単なる機能回復にとどまらず，ADL，QOLを優先した考えに立脚し，患者と協働してその達成に向けて努力することが，いかに重要であるか学ぶことができました．

索 引

和 文

あ
アップライト　126
アデノシン３リン酸（ATP）　62
アフォーダンス　11
安全性の確保　109
安定性　27，70
　──限界　89
安定メカニズム　74

い
移乗動作　108
痛み　22
位置異常　35
遺伝的要因　64
イリタビリティ　23
インピンジメント　33

う
ウォームアップ　28，66
運動　73
　──学習　10
　──強度　58
　──効率　58
　──単位　45
　──段階　16
　──のグレード　26
　──の自由度　11
　──の多様性　10
　──のパラメータ　12
　──のレディネス　50
　──負荷試験　61
　──プログラム　12
　──併用モビライゼーション　35
　──様式　11
運動課題　11
　──分類法　120
運動制御　10
　──機能　73

え
運動療法　2
　──の意義　5
　──の定義　5
　──の目的　5

え
エアロビクス　59
エネルギー供給機構　62
エンドフィール　22
炎症症状　27
遠心性収縮　46

お
オーバーフロー　48
オーバーユース（過用）　45
起き上がり　123
横隔膜トレーニング　119

か
カウンターアクティビティ（CA）　74
カウンターウェイト（CW）　74
下腿腓関節　38
下垂足　101
可逆性の原則　48，64
可動式免荷装置　105
可動性　70
過可動性　22
過負荷の原則　47，64
過用（オーバーユース）　45
臥位　70
介助量　110
開放性運動連鎖（OKC）　50
階段介助昇降　104
外在的フィードバック　13
外的動機づけ　14
外的要因　86
覚醒レベル　45
学習　10
　──曲線　14
　──段階　14

　──の転移　15
片膝立ち　70
片麻痺歩行　100
肩関節　32
　──周囲炎　27
滑車（プーリー）　40
構え　73
患者指導　2，118
患側下肢荷重練習　103
間欠性跛行　99，101
間欠トレーニング　66
感覚系　86
感覚の統合　87
関節圧縮　50
関節可動域　20
　──運動　20
　──制限　20
　──制限因子　24
関節　23
　──原性筋抑制　45
　──受容器　87
　──内障　23
　──内遊離体　23
　──の遊び（joint play）　37
　──不安定性　23
　──包内運動　25
　──包パターン　23
緩衝調節　90
環境　87
　──整備　109
　──設定　110

き
起居動作　70
起始停止の逆転　81
起立台　41
基本姿勢　70
基本動作　70
機能異常　4，20
拮抗筋の緊張・短縮　24
求心性収縮　46
距腿関節　39
共同筋　73

137

協調運動障害　45
協調性　51
局所持久力　58
筋グリコーゲン　62
筋持久力　44
筋ジストロフィー　101
筋スパズム　24
筋損傷　49
筋パフォーマンス　44
筋肥大　47
筋疲労　50
筋力　44
　──強化　47
　──増強　44
　──低下　44
　──トレーニング　47
緊張性迷路反射　87

く

クールダウン　28, 66
車いすからベッドへの移乗　110
車いすから床に座る　79
車への移乗　114
クレアチンリン酸（CP）　62
クロストレーニング　48

け

継続課題　120
頸髄損傷　81
鶏歩　101
結果に対する知識（KR）　13
結合組織や筋との癒着　24
肩甲上腕関節　32
健康管理　118
健康増進　5
言語―認知段階　16

こ

小刻み歩行　100
呼吸循環器反応　64
固定　32
固有受容器　54, 87
固有受容性神経筋促通手技（PNF）　54
股関節　36

股関節調節　90
個別性の原理　64
巧緻性　87
好気性運動能　59
行為（action, conduct）　73
行動主義的立場　11
行動の変容　10
抗重力運動　22
拘縮　20
恒常的練習　15
興奮性　45
国際障害分類（ICIDH）　122
国際生活機能分類（ICF）　6, 122
骨頭の中心化　33
転がり（roll）　21
根拠に基づいた医療（EBM）　6
根拠に基づいた理学療法（EBP）　6
混合静脈血酸素含有量　60
コントラクトリラックス　28

さ

サーキット・トレーニング　66
坐骨の左右移動　125
座位　70
　──保持　77
最大1回心拍出量　59
最大換気量　62
最大筋力　45
　──法　52
最大酸素摂取量（VO_2max）　58
最大心拍出量　60
最大心拍数　59
酸化酵素活性　60
酸化・還元反応　62
酸素抽出率　60
酸素利用効率（筋酸素化能）　58

し

刺激反応性　22
支持基底面積　70
支持点転換　81
システム理論　88
姿勢反射・反応　96
姿勢変換　73
指導戦略　123
脂肪　62

視覚　86
自覚症状　62
自覚的運動強度　62
自己管理能力　4, 118
自己決定能力　119
自己効力感　4, 118
自己防御反応　27
自動運動　20
自動化段階　16
自動的な関節可動域運動　30
自律姿勢反射　88
持久力　58
　──トレーニング　66
持続的伸張　25
持続的他動運動（CPM）　40
軸回旋（spin）　21
失調性歩行　100
質的変化　45
質的枠組み　12
している活動　122
しまりの肢位　26
手関節　35
腫脹　27
収縮　45, 46
重症度　22
重心　70
　──移動　72
　──移動調節　90
傷害予防　28
障害過程　7
障害モデル　7
衝突　33
上位頸椎　32
情報交換　128
情報の共有　3
身体アライメント　50, 96
身体機能低下　86
神経系　86
神経性要因　47
人的資源　128

す

推論　22
スキーマ関数　12
スキーマ理論　12
すくみ足　100
スクワット　54

スタティック・ストレッチング　28
ストレッチング　28
スピード・筋力法　52
滑り（slide）　21
スローリバーサルホールド　29

せ

生活関連動作　121
生活機能モデル　6
生活の質（QOL）　20
生態心理学　11
静的バランス　88
　──維持　92
脊髄歩行パターン発生器　100
脊柱管狭搾　99
セルフマネジメント　118
仙骨の起き上がり　39
全身持久力　58
前庭感覚　86
前方突進　100
前腕支持背臥位　82
漸増抵抗運動（PRE）　49

そ

相対的位置　87
相対的運動強度（%VO$_2$max）　62
足圧中心　89
足関節調節　89
速筋　60
速度特異性　50

た

他動運動　20
他動的椎間関節副運動　39
他動的な関節可動域運動　32
立ち上がり動作　79
多様性練習　15
体位　73
体脂肪率　61
体性感覚　86
大腿四頭筋　53
大殿筋歩行　101
大脳基底核　87
代償運動　45
脱トレーニング現象　48, 65

ち

遅筋　60
中間位　32
注意障害　103
長座位　82
直立姿勢　126

つ

椎間関節副運動　30
杖の長さ　103

て

低強度の運動　61
抵抗運動　48
抵抗感　25
的確な評価　3
適合不良　25
適切な治療法　3
できる活動　122
手続き記憶　14
テンタクル　75
転倒　86
　──のリスク　92
電子伝達系　62

と

徒手筋力検査法（MMT）　46
疼痛性跛行　99
等尺性　45
　──収縮　29
等速性筋力　46
等速性収縮　46
等張性収縮　29, 46
統合調節　91
動機づけ　14
動筋の筋力低下　24
動作空間の確保　109
動作遂行能力理論　88
動作　72
　──の安全性　72
　──の応用性　72
　──の実用性　72
　──の多様性　72
　──の難易度　72

　──の分割　76
ドゥシェンヌ（Duchenne）歩行　101
ドゥシェンヌ（Duchenne）型筋ジストロフィー　101
動静脈酸素較差　59
動的安定性　89
動的バランス　88
動揺面積　89
特異性の原則　48, 64
トランスファーボード　108
トルク値　46
トレンデレンブルグ歩行　101
トレーニング日誌　119

な

内在的フィードバック　13
内的動機づけ　14
内反尖足　100

に

二足歩行　96
日常生活動作（ADL）　20, 120, 121
乳酸域値（LT）　67
認知主義的立場　11

ね

寝返り　82, 123
熱感　27

の

脳性麻痺　100
脳の活動性　45

は

パーキンソン歩行　100
肺拡散能　62
廃用性筋萎縮　45
はさみ足　100
パッセンジャー　99
パフォーマンスの知識（KP）　13
ハムストリングス　54
バランス　86

――維持制御　88
――調整　89
バリスティック・ストレッチング　28
パワー　44
反射・反応階層理論　88
反応性バランス維持　92
半月板損傷　25
ハンドヘルド・ダイナモメータ　46
反復最大負荷（RM）　49
反復最大法　52

ひ

皮膚の伸張性の低下　24
膝折れ　100
膝関節　37
膝立ち　70
膝ロッキング　100
肘関節　34
評価　3, 22
ピリオダイゼーション　50

ふ

フィットネスレベル　64
フィードフォワード　91
フィードフォワード制御機構　88
副運動　20
福祉機器　121
腹式呼吸　119
複合トレーニング　48, 54
浮腫　27
不随意運動性歩行　100
プッシュアップ　83
物理療法　2
不動　25
部分練習　16
踏み直り調節　90
プライオメトリック（反動法）　52
ブリッジ　75
ブロック練習　16
分回し　100

へ

平衡機能　73
閉鎖性運動連鎖（CKC）　50

ベッドからの起き上がり　77
ベッド上での移動　124
便利グッズ　121

ほ

ホームプログラム　122
ホールドリラックス　29
歩行　100
――周期　98
――補助具　103
――誘発野　100
――リズム　102
――練習　102
保持　32
補装具療法　2
補足運動野　87
母指中手基節　36

ま

末梢神経障害　101
マッスルセッティング　50
松葉杖歩行　104
マニピュレーション　25

み

ミトコンドリア密度　60
身の回り動作　121

む

ムーブメントダイアグラム　26
無酸素性閾値（嫌気性閾値，AT）　67
無酸素性持久力　58

も

毛細血管密度　60
目標心拍数　62

ゆ

ゆるみの肢位　25, 26
有酸素運動　58, 59, 66
――持続法　66

有酸素性作業能力　65
有酸素性持久力　58
遊脚相　97
床からの立ち上がり　78
床での移動　125
床反力ベクトル　73

よ

予測姿勢制御機構　88
予測的姿勢調節　87
予測的バランス維持　92
腰椎椎間関節　39
浴槽への出入り動作　114
翼状肩甲　45
横座り　83

ら

ランダム―ブロック練習　17
ランダム練習　16

り

離開　33
リスク管理　51, 64
立位　70
――から床に座る　79
――保持　96
――・歩行練習　97
立脚相　97
量的変化　45
量的枠組み　12

れ

連続課題　120

ろ

ロコモーター　97
ロッキング　25

数字

％ VO_2max（相対的運動強度）　62
1RM（1回反復最大負荷）　46
1回反復最大負荷（1RM）　46

ギリシャ文字

γ運動ニューロン　87

欧　文

A

abdominal pad法　119
ADL（日常生活動作）　7, 20, 120, 121
　──指導　2
ATP（アデノシン3リン酸）　62

C

CKC（閉鎖性運動連鎖）　50
CPM（持続的他動運動）　40
CP（クレアチンリン酸）　62

D

Duchenne（ドゥシェンヌ）歩行　101
Duchenne（ドゥシェンヌ）型筋ジストロフィー　101

E

EBM（根拠に基づいた医療）　6
EBP（根拠に基づいた理学療法）　6

F

Fickの原理　59
Fittsの説　14

I

Ib自己抑制　25
ICF（国際生活機能分類）　6, 122
ICIDH（国際障害分類）　122

J

joint play（関節の遊び）　37

K

Karvonen法　62
KP（パフォーマンスの知識）　13
KR（結果に対する知識）　13
　──後遅延　13
　──遅延　13

M

METs　62
MMT（徒手筋力検査法）　46
motion（動作）　73
muscular guarding　27

O

OKC（開放性運動連鎖）　50

P

PNF（固有受容性神経筋促通手技）　54
PRE（漸増抵抗運動）　49

Q

QOL（生活の質）　7, 20

R

roll（転がり）　21
RM（反復最大負荷）　49

S

slide（滑り）　21
spin（軸回旋）　21

V

VO_2max（最大酸素摂取量）　58

W

Wolffの法則　48

【編著者略歴】

中山　孝（なかやま　たかし）

1980年	国立療養所東京病院附属リハビリテーション学院理学療法学科卒業
同　年	神奈川リハビリテーション病院勤務
1988年	医療法人かりゆし会　ハートライフ病院勤務
1994年	国立療養所東京病院附属リハビリテーション学院理学療法学科勤務
1999年	南オーストラリア大学大学院理学療法修士課程徒手理学療法専攻修了
2005年	日本工学院専門学校医療学部理学療法学科勤務
2006年	信州大学大学院工学系研究科生物機能工学専攻博士後期課程修了
2010年	東京工科大学医療保健学部理学療法学科教授

ビジュアルレクチャー
理学療法基礎治療学Ⅰ　運動療法　　ISBN978-4-263-21806-8

2012年7月10日　第1版第1刷発行
2019年10月10日　第1版第2刷発行

編著者　中　山　　　孝
発行者　白　石　泰　夫
発行所　医歯薬出版株式会社

〒113-8612　東京都文京区本駒込1-7-10
TEL.(03)5395-7628(編集)・7616(販売)
FAX.(03)5395-7609(編集)・8563(販売)
https://www.ishiyaku.co.jp/
郵便振替番号　00190-5-13816

乱丁，落丁の際はお取り替えいたします．　　印刷・真興社／製本・皆川製本所

© Ishiyaku Publishers, Inc., 2012. Printed in Japan

本書の複製権・翻訳権・翻案権・上映権・譲渡権・貸与権・公衆送信権(送信可能化権を含む)・口述権は，医歯薬出版(株)が保有します．
本書を無断で複製する行為(コピー，スキャン，デジタルデータ化など)は，「私的使用のための複製」などの著作権法上の限られた例外を除き禁じられています．また私的使用に該当する場合であっても，請負業者等の第三者に依頼し上記の行為を行うことは違法となります．

JCOPY ＜出版者著作権管理機構　委託出版物＞
本書をコピーやスキャン等により複製される場合は，そのつど事前に出版者著作権管理機構(電話03-5244-5088，FAX 03-5244-5089，e-mail:info@jcopy.or.jp)の許諾を得てください．